Hainel/Ermer/Hotze
Schilddrüse in Balance

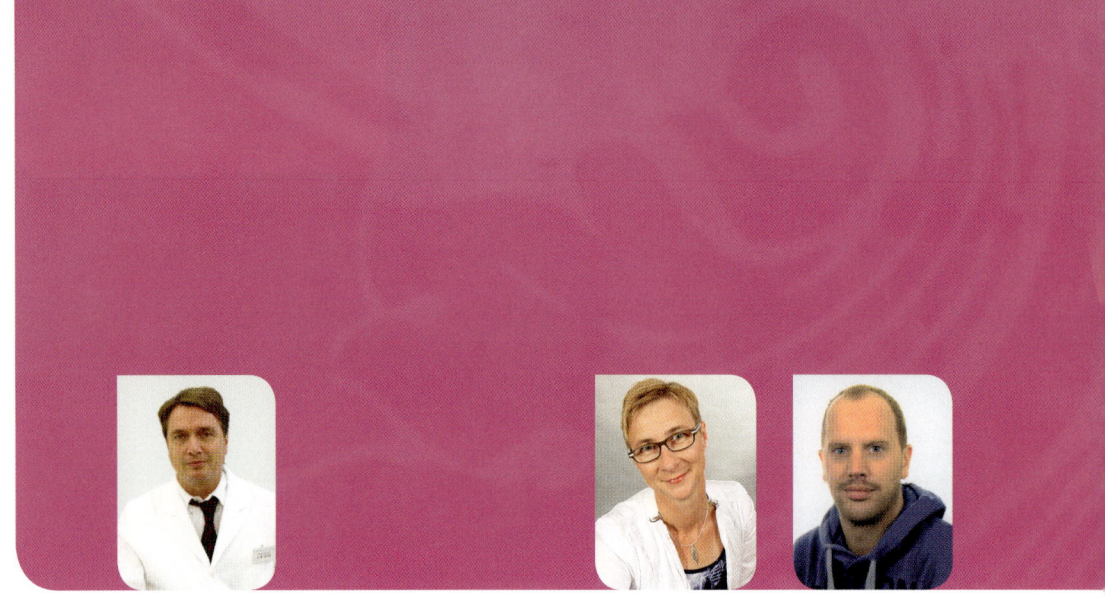

Prof. Dr. med. Lothar-Andreas Hotze war Autor der Vorauflage dieses Schilddrüsenratgebers und hat bis zu seinem Tod 2011 eine große Schilddrüsenpraxis in Mainz geführt. Mit über 500 Publikationen und über 400 nationalen und internationalen Vorträgen rund um das Thema Schilddrüse zählte Hotze zu den führenden Schilddrüsenexperten. Es war ihm immer ein großes Anliegen, Schilddrüsenpatienten umfassend und individuell zu informieren und zu behandeln. Genau davon sollen Betroffene auch mit der Neuauflage dieses Ratgebers profitieren.

Dr. med. Anneli Hainel ist Allgemeinmedizinerin und führt in Mainz-Kastel eine eigene Spezialpraxis für Schilddrüsenpatienten. Sie kennt die vielfältigen Symptome und Ängste ihrer Patienten nur zu gut. »Gerade bei einem so komplexen Organ wie der Schilddrüse ist der Informationsbedarf der Betroffenen, die zu mir in die Praxis kommen, sehr groß. Je besser Sie über Ihre Erkrankung und die Behandlung Bescheid wissen, umso mehr Sicherheit gewinnen Sie im täglichen Leben.« Anneli Hainel war vor ihrer Selbstständigkeit jahrelang in der renommierten Schilddrüsenpraxis von Prof. Lothar-Andreas Hotze in Mainz-Kastel tätig.

Dr. med. Marcel Ermer hat sich auf Schilddrüsenerkrankungen spezialisiert und arbeitet in einer nuklearmedizinischen Praxis in Mainz-Kastel. Er war ebenfalls Mitarbeiter in der Schilddrüsenpraxis von Prof. Lothar-Andreas Hotze.

Liebe Leserinnen, liebe Leser,

wir würden am liebsten nie Fehler machen. Es gelingt uns oft, aber nicht immer.

In der Autorenübersicht auf Seite 3 dieses Buches haben sich zwei Fehler eingeschlichen: Unsere Autorin Frau Dr. med. Anneli Hainel praktiziert in eigener Schilddrüsenpraxis in **Mainz** und unser Autor Herr Dr. med. Marcel Ermer praktiziert in **Wiesbaden**.

Privatpraxis Dr. med. Anneli Hainel
Dagobertstr. 6
55116 Mainz
info@schilddruese-hainel.de
www.schilddruese-hainel.de
Tel.: 06131/6336881
Mob.: 0163/2325401
PC-Fax: 032221601777

Dr. med. Marcel Ermer
Praxis für Nuklearmedizin
St. Josefs-Hospital Wiesbaden
Beethovenstr. 20
65189 Wiesbaden
Marcel.Ermer@gmx.de
Mob.: 0176/24738334

Auf Seite 15 links muss der Satz „Manchmal wird auch ein falsches Jodatom abgespalten und es entsteht inaktives T3." am Ende des folgenden Abschnitts „Freies T3" stehen.

Auf Seite 88 muss die Überschrift „TSH" richtig „rh-TSH" heißen.

Wir bitten Sie, diese Fehler zu entschuldigen.

Ihre TRIAS Redaktion
Stuttgart im März 2015

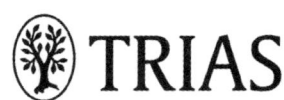

Dr. med. Anneli Hainel · Dr. med. Marcel Ermer
Prof. Dr. med. Lothar-Andreas Hotze

Schilddrüse in Balance

Gut leben mit Hashimoto, Basedow,
Über- und Unterfunktionen

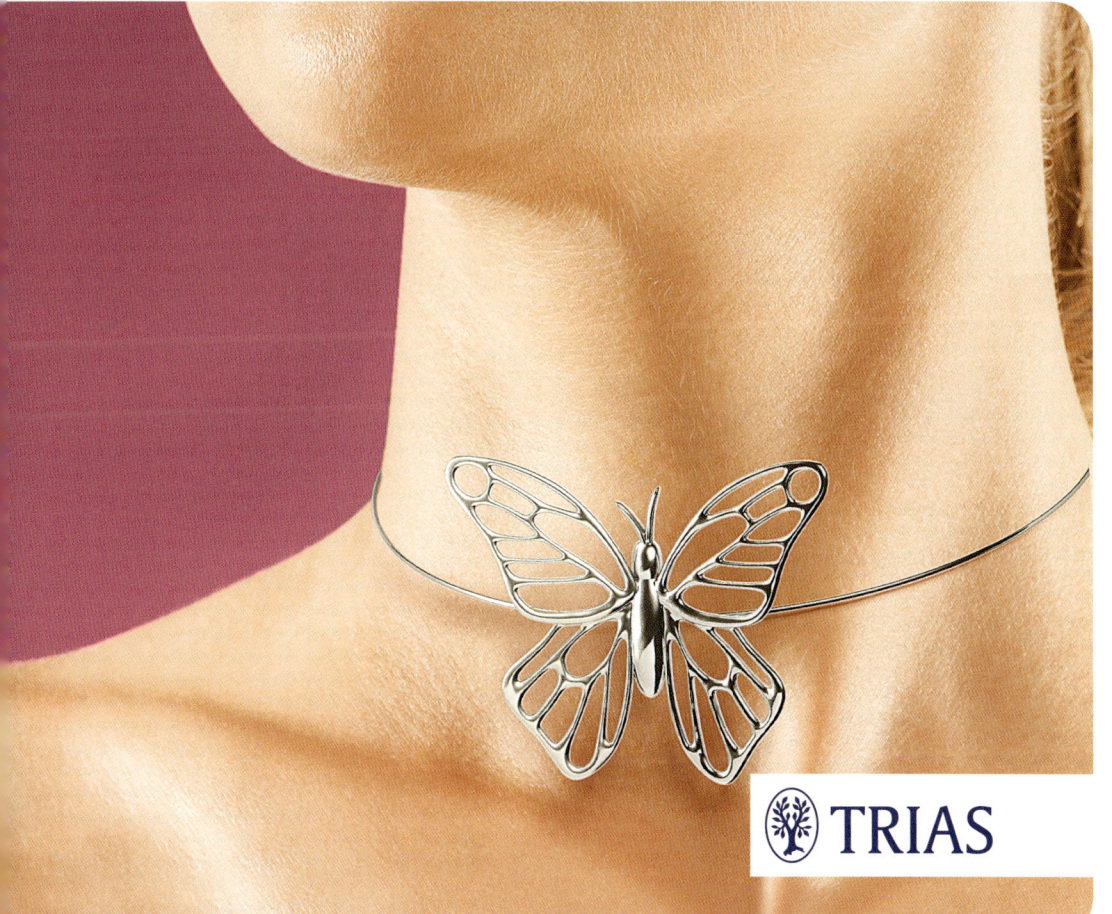

TRIAS

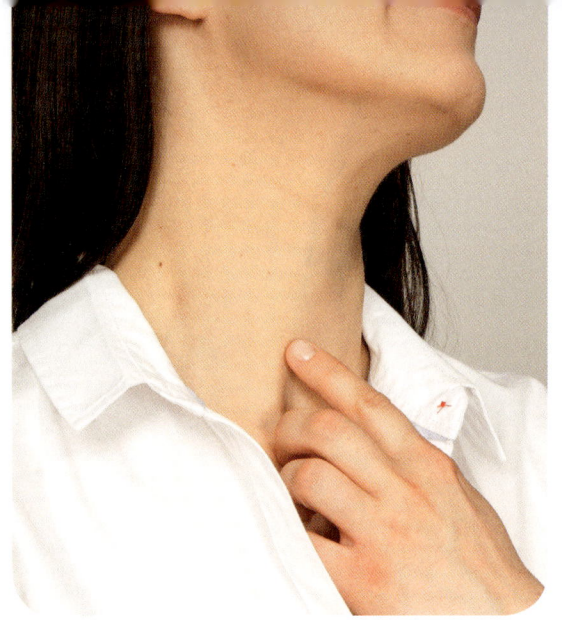
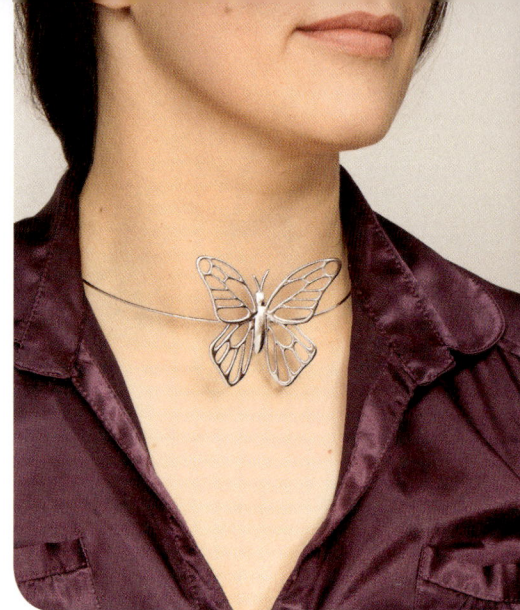

7 Liebe Leserin, lieber Leser

9 **Die Schilddrüse stellt sich vor**

10 Die Schilddrüse sitzt im Hals

23 **Einfluss auf Körper und Psyche**

24 Schilddrüse und Psyche

30 Schilddrüse und Sexualhormone

42 Schilddrüse und Gewicht

48 Schilddrüse und Diabetes

54 Schilddrüse und Herz-Kreislauf-System

58 Schilddrüse und Knochen

61 **Die Schilddrüse untersuchen**

62 Der Arztbesuch

68 Laboruntersuchungen

74 Weitere Untersuchungen

81 **Die Erkrankungen der Schilddrüse**

82 Strukturelle Veränderungen

90 Schilddrüsenüberfunktion

102 Schilddrüsenunterfunktion

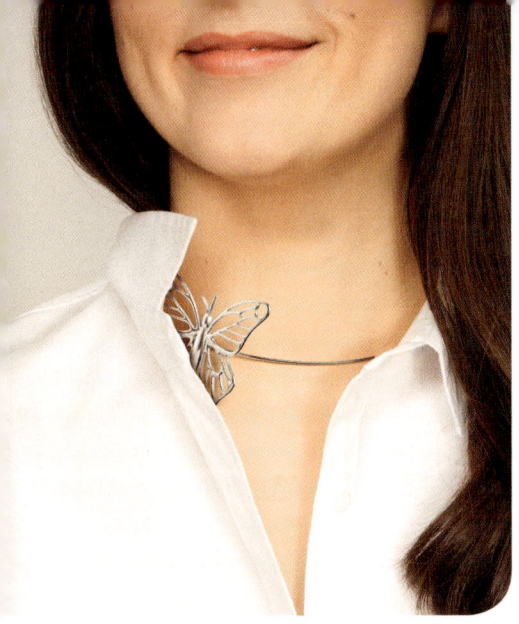

- 109 **Wie wird behandelt?**
- 110 Schilddrüsenhormone bei Unterfunktion
- 118 Aber Schilddrüsenhormon ist nicht alles
- 130 Therapie der Überfunktion
- 138 Ein Blick in die Zukunft: neue Therapieverfahren
- 140 Stichwortverzeichnis

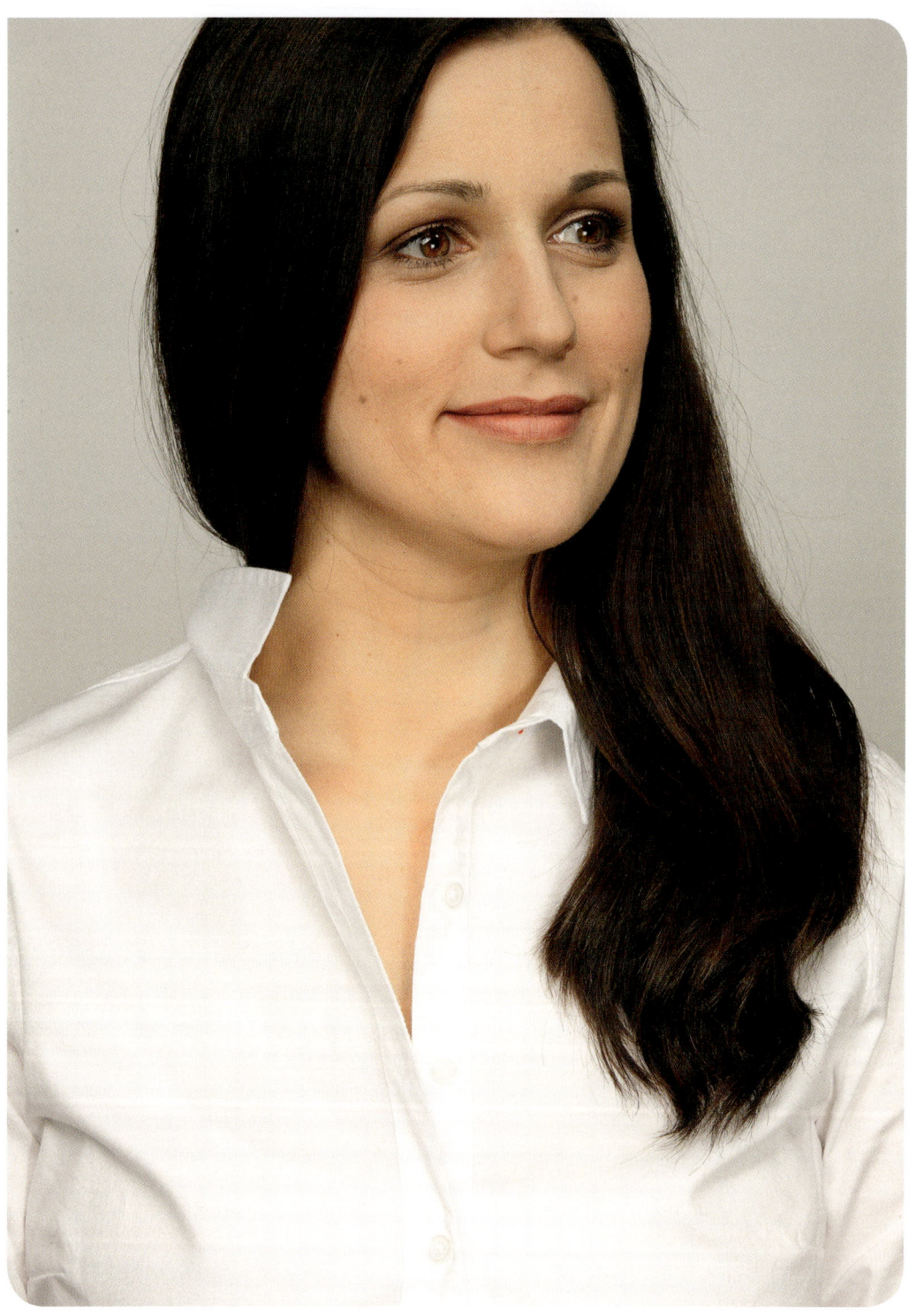

Liebe Leserin, lieber Leser,

solange man keine Probleme mit ihr hat, weiß man kaum, wo sie überhaupt liegt. Die Schilddrüse arbeitet normalerweise klein und unscheinbar in unserem Hals. Dennoch ist sie mächtig: Sie beeinflusst alle Organe und Zellen unseres Körpers und ist damit entscheidend für unsere Gesundheit und unser Wohlbefinden. – Wie erkennt man, dass sie aus dem Tritt geraten ist, welche Erkrankungen können auftreten, wie lassen sich diese behandeln und was kann man vor allem selbst tun, um die Balance wiederzugewinnen? Das Buch vermittelt Informationen, um die Schilddrüse kennenzulernen und deren Erkrankungen zu verstehen. Mit vielen Patientenbeispielen ist es besonders anschaulich gestaltet. Sicherlich liefert es Ihnen, auch wenn Sie bereits länger erkrankt sind und sich schon ganz gut auskennen, neue, hilfreiche Informationen. Die Schilddrüse beeinflusst z. B. das psychische Befinden viel mehr, als die meisten wissen. Verändert sich die hormonelle Situation wie in einer Schwangerschaft oder in den Wechseljahren, kann das auch die Schilddrüse aus dem Takt bringen. Viele spannende Zusammenhänge mit anderen Körperfunktionen werden erklärt.

Die Vorauflage dieses Buches stammte von dem 2011 verstorbenen Prof. Hotze. Wichtige Passagen aus der früheren Ausgabe wurden in neuen Kapiteln ergänzt. Denn wir beide waren Mitarbeiter in seiner Praxis und haben seine Beharrlichkeit beim Ausklügeln der optimalen Therapie und seine Patientenzugewandtheit geschätzt. Unser Anliegen ist es, in der täglichen Praxis für jeden Patienten aufs Neue, die Schilddrüse in Balance zu bringen. Einen Großteil des Wissens, das wir dabei anwenden und unseren Patienten mitgeben, erhalten Sie mit diesem Buch.

Mainz, im Sommer 2014
Dr. Anneli Hainel und Dr. Marcel Ermer

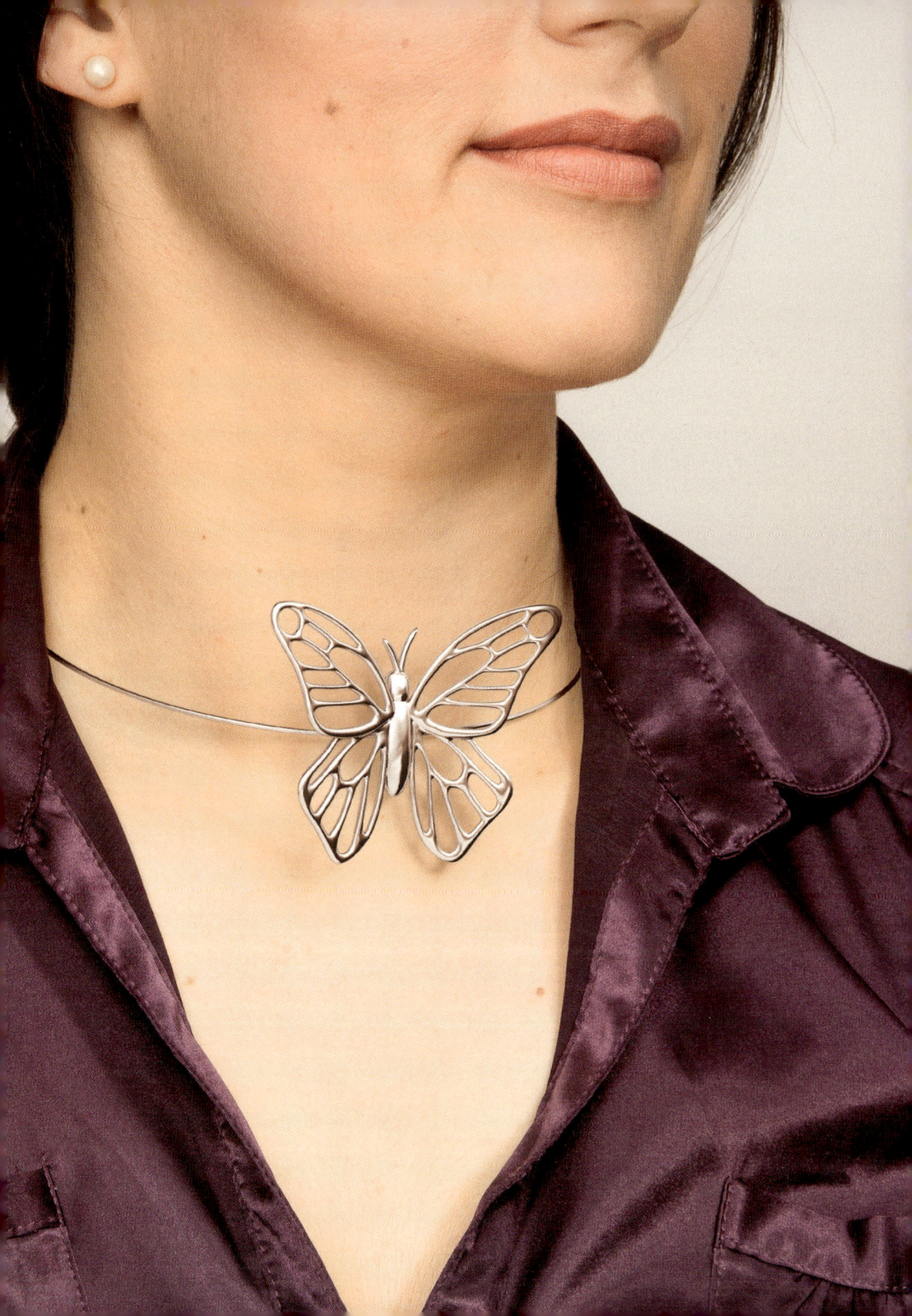

Die Schilddrüse stellt sich vor

Solange sie einwandfrei funktioniert, bleibt die Schilddrüse meist unbeachtet. Doch wenn eine Erkrankung besteht, rückt sie in den Fokus.

Die Schilddrüse sitzt im Hals

Der Aufbau der Schilddrüse ist recht einfach. Etwas komplizierter und störanfälliger sind dagegen die Produktion, die Regulierung und der Transport der Schilddrüsenhormone.

Die Schilddrüse liegt unterhalb des Schildknorpels, einem Teil des Kehlkopfes, wie in der Abbildung der Schilddrüse (Seite 12) dargestellt. Daher stammt auch der Name »Schild«drüse. Sie besteht aus 2 Lappen, die jeweils rechts und links vom Kehlkopf liegen und einem Mittelteil, der direkt der Luftröhre unter dem Schildknorpel aufliegt. Häufig gibt es in der Mitte einen Zipfel nach oben, der durch die embryonale Wanderung der Schilddrüse vom Zungengrund nach unten »übrig« bleibt.

Da sich der Kehlkopf beim Schlucken hin und her bewegt, macht die Schilddrüse diese Bewegung mit. Ist sie verändert, kann der Arzt dies während des Schluckens ertasten. Hinter der Schilddrüse liegen 4 pfefferkorngroße Nebenschilddrüsen. Der Stimmbandnerv zieht nah an der Schilddrüse vorbei zum Kehlkopf.

Hormone produzieren, speichern und abgeben

Die Schilddrüse ist eine unserer hormonproduzierenden Drüsen. Die Schilddrüsenhormone werden in den Schilddrüsenzellen, den Thyreozyten, aus Eiweiß (Tyrosin) und Jod hergestellt. Die Schilddrüsenzellen sind immer so angeordnet, dass sie einen Hohlraum (Follikel) umschließen. Dieser Hohlraum ist das Lager für die Schilddrüsenhormone. Es ist angefüllt mit Kolloid, einer Substanz, die aus Kohlenhydraten, Fett und vor allem dem Speichereiweiß Thyreoglobulin besteht. Die Schilddrüsenhormone sind an das Thyreoglobulin angelagert und können bei Bedarf jederzeit freigesetzt und in die Blutbahn abgegeben werden. Der Speicher an Schilddrüsenhormon in der Schilddrüse reicht bis zu mehreren Wochen.

Kommt der Befehl, dass vermehrt Schilddrüsenhormone im Blut gebraucht werden,
- wird das Speichereiweiß mit den Schilddrüsenhormonen wieder in die Schilddrüsenzellen aufgenommen,
- wo die Schilddrüsenhormone abgespalten und
- mithilfe von Transportmechanismen direkt in die Blutgefäße abgegeben werden (Blutgefäße sind in der Schilddrüse sehr zahlreich vorhanden).

Die C-Zellen stellen Calcitonin her

Die Schilddrüse beinhaltet noch andere hormonproduzierende Zellen, die sogenannten C-Zellen. Sie liegen verstreut in der Schilddrüse und produzieren ein Hormon namens Calcitonin. Dieses beeinflusst den Kalziumspiegel und ist ein Gegenspieler des Parathormons aus den Nebenschilddrüsen. Bei Schilddrüsenknoten bestimmt man im Blut das Calcitonin als Tumormarker, um zu sehen, ob der Knoten aus solchen Zellen besteht.

Die Nebenschilddrüsen bilden Parathormon

Die Nebenschilddrüsen (auch Epithelkörperchen genannt) produzieren das Parathormon, einen wichtigen Regulator unseres Kalziumhaushalts. Für die Nebenschilddrüsen besteht bei einer Operation insbesondere dann eine Gefahr, wenn die Schilddrüse vollständig entfernt werden muss (z. B. bei Schilddrüsenkrebs).

Größe und Funktion

Unsere Schilddrüse ist zwar eine der wichtigsten Drüsen überhaupt, aber dennoch sehr klein. Bei der Geburt kann sie bis ca. 2 ml groß sein. Bei erwachsenen Frauen liegt die mittlere Größe bei 12–15 ml, bei Männern bei 15–20 ml.

Abhängig vom Funktionszustand der Schilddrüse ändern sich
- die Größe der Schilddrüsenzellen,
- die Menge an Speichereiweiß (Thyreoglobulin) sowie
- die Größe der Follikel.

Bei einer normal funktionierenden Schilddrüse sind die Follikel groß und gut mit Kolloid gefüllt. Die Größe der Follikel

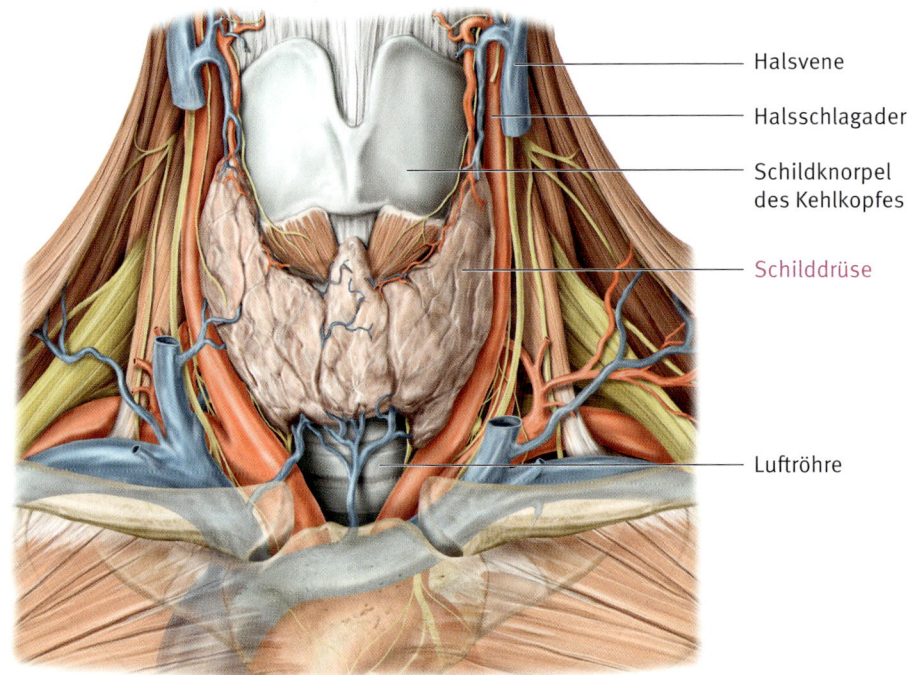

⬆ Die Schilddrüse liegt vor der Luftröhre, unterhalb des Kehlkopfes.

nimmt zu, wenn mehr Hormon gebildet als ausgeschüttet wird, sie nimmt ab, wenn mehr Hormon freigesetzt wird. Beides kann zu einer Überfunktion führen. Die Schilddrüsengröße sagt also nicht unbedingt etwas über die Funktion aus. Eine deutliche Schilddrüsenvergrößerung nennt man Struma.

Embryonalentwicklung der Schilddrüse

Die Schilddrüse liegt nicht von Anfang an unterhalb des Kehlkopfes. Ursprünglich – also beim Embryo – befinden sich die Schilddrüsenzellen am Zungengrund. Sehr früh während der Entwicklung des menschlichen Embryos, nämlich bereits ca. in der siebten Schwangerschaftswoche, wandern die Schilddrüsenzellen vom Zungengrund in den Hals.

Manchmal gelingt diese Wanderung nicht und die Schilddrüse bleibt am Zungengrund oder auf der Strecke dazwischen stehen. Dies kann bei Neugeborenen zu einer Unterfunktion führen. Deswegen wird bei jedem Neugeborenen routinemäßig eine Screening-Blutuntersuchung bei der U2 durchgeführt, durch die die angeborene Unterfunktion erkannt und behandelt werden kann.

So sind die Schilddrüsenhormone aufgebaut

Die Schilddrüsenhormone bestehen aus einem Eiweißbaustein, dem Tyrosin, plus angelagerten Jodatomen. Es werden entweder drei oder vier Jodatome an das Tyrosin »angeheftet«. Bei drei Jodatomen heißt das Produkt Trijodthyronin (T3) und bei vier Jodatomen Tetrajodthyronin (T4). Tetrajodthyronin wird auch als Thyroxin bezeichnet. Diese Bezeichnung kennen Sie vielleicht schon, wenn Sie Schilddrüsenpräparate einnehmen.

Es wird überwiegend T4 gebildet, nämlich zu etwa 80–90 % und dementsprechend nur 10–20 % T3. In Zahlen ausgedrückt: Pro Tag bildet die Schilddrüse etwa 80–100 µg T4 und 10–20 µg T3 (µg bedeutet millionstel Gramm). Dabei ist T3 das eigentlich wirksame Schilddrüsenhormon.

Für die Anlagerung des Jods an das Tyrosin ist ein Enzym zuständig, die sogenannte Schilddrüsenperoxidase (TPO). Zusätzlich wird ein Sauerstoffradikal (H_2O_2) benötigt. Dieses reaktive Sauerstoffradikal muss nach »getaner Arbeit« neutralisiert werden, also unschädlich gemacht werden. Hierbei spielt Selen eine wichtige Rolle. Einerseits sind Sauerstoffradikale für die Herstellung von Schilddrüsenhormon erforderlich, andererseits können Sie die Schilddrüse schädigen, wenn sie nicht neutralisiert werden. Gegen das Enzym TPO werden bei den meisten Autoimmunerkrankungen der Schilddrüse Antikörper produziert, die dann zur Beeinträchtigung der Enzymfunktion führen und damit die Entwicklung einer Unterfunktion begünstigen.

> **Unser Jodbedarf**
>
> Das Jod für die Hormonproduktion entstammt der Nahrung (z. B. Fisch, Milchprodukte, Algen, Jodsalz), die wir zu uns nehmen. Jod wird über den Darm aufgenommen und ins Blut resorbiert, mit dem es bis in die Schilddrüse gelangt. Für eine ausreichende Hormonproduktion benötigt die Schilddrüse etwa 150–250 µg Jod pro Tag. Der Jodbedarf kann sich im Lauf des Lebens ändern, z. B. in Phasen einer Schwangerschaft und Stillzeit. Zu viel aufgenommenes Jod wird zum allergrößten Teil über die Nieren ausgeschieden.

Der Weg des Schilddrüsenhormons zur Zelle

Die Schilddrüsenhormone schwimmen nicht frei im Blut umher, sondern sind zu 99 % an drei verschiedene Transporteiweiße gebunden, an
- Thyroxin-bindendes-Globulin (TBG), an das die meisten Schilddrüsenhormone angelagert sind,

14 Die Schilddrüse stellt sich vor

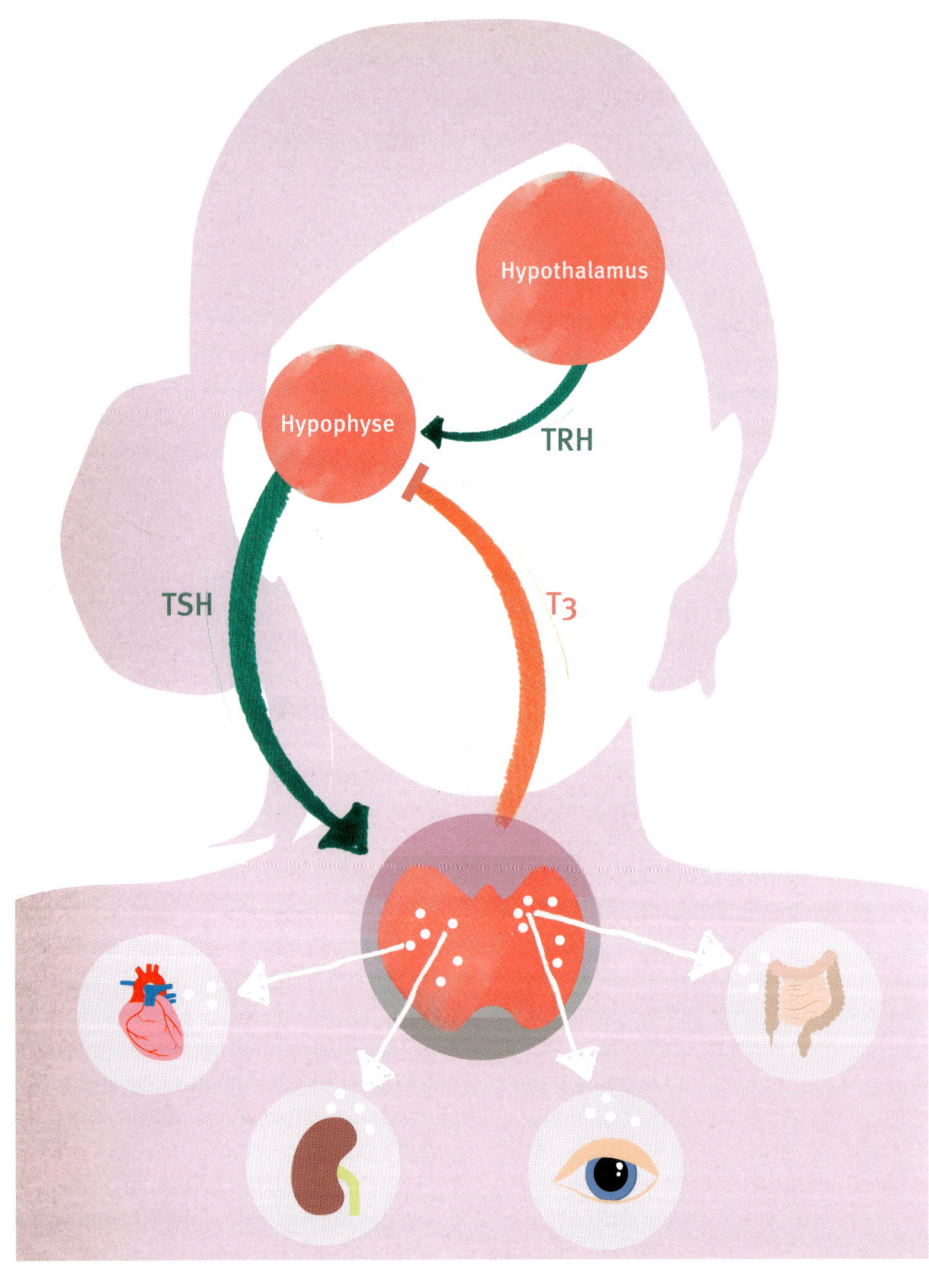

- Transthyretin (TTR) und
- Albumin.

Der Vorteil der Bindung von Schilddrüsenhormonen an Transporteiweiße besteht darin, dass sie nicht so schnell ausgeschieden werden können und somit länger im Blut verfügbar sind.

Aber nur die freien Schilddrüsenhormone freies T3 (kurz fT3) und freies T4 (kurz fT4) können im Körper wirken. Wird freies Schilddrüsenhormon aus dem Blut in die Körperzellen aufgenommen, wird sofort neues Hormon aus der Bindung freigesetzt. Manchmal wird auch ein falsches Jod-Atom abgespalten und es entsteht inaktives T3.

Freies T3. Die Schilddrüse bildet zwar 2 Hormone, aber nur das fT3 ist eigentlich in den Zellen wirksam. Die Zellen in den verschiedenen Organen verwerten fT4, indem sie es selbst durch Abspaltung eines Jodatoms in das wirksame fT3 mithilfe des Enzyms Dejodase umwandeln. Die Bildung von T3 erfolgt also hauptsächlich in den Zielzellen und weniger in der Schilddrüse selbst.

T3-Rezeptor. Wie bei allen anderen Hormonen auch brauchen die Zellen spezielle Rezeptoren, damit das Schilddrüsenhormon wirken kann. Das kann man sich vor-

◂ Großer Einfluss: Das Hirn steuert die Produktion der Schilddrüsenhormone, die auf den ganzen Körper wirken.

stellen wie ein Schlüssel-Schloss-System. Hierbei ist das T3 der Schlüssel, der nur in ein einziges Schloss passt: den T3-Rezeptor. Diese T3-Rezeptoren befinden sich in der Zelle, am Zellkern. Hat ein T3 an den Rezeptor angedockt, dann läuft eine ganze Kaskade an Stoffwechselvorgängen ab, die schließlich zu der spezifischen Wirkung der Schilddrüsenhormone in den unterschiedlichsten Organen und Gewebsarten führen. So haben die Schilddrüsenhormone unterschiedliche Wirkungen in den unterschiedlichen Geweben.

Wie wird die Hormonproduktion reguliert?

Die Schilddrüse unterliegt einer übergeordneten Steuerung durch unser Gehirn. Dabei wird die Hormonmenge immer den jeweiligen Bedingungen angepasst.

Übergeordnetes Zentrum bei der Steuerung der Schilddrüsenfunktion ist der sogenannte Hypothalamus, der ein Abschnitt des Zwischenhirns ist. Er produziert bei Bedarf das TRH, das Thyreotropin-Releasing-Hormon. Wie der Name schon sagt – denn releasing heißt Freisetzung –, gibt das TRH den Befehl zur Freisetzung einer weiteren Substanz, des Thyreotropins (TSH) aus der Hirnanhangsdrüse (Hypophyse). Dieses gelangt über das Blut zum ausführenden Organ: zur Schilddrüse. Dort werden die Bildung und Freisetzung der Schilddrüsenhormone T3 und T4 angeregt.

Damit immer genau so viel Schilddrüsenhormon im Blut ist, wie gebraucht wird, erfolgt eine ständige Rückmeldung über den Schilddrüsenhormonspiegel an die übergeordneten Schaltzentralen.

Ist genug vorhanden, werden weniger TSH und TRH ausgeschüttet. Fehlt Schilddrüsenhormon im Körper, steigt das TSH an. Damit dient der TSH-Wert als erster orientierender Marker zur Einschätzung der Funktion der Schilddrüse. Das TSH ändert sich, um die Schilddrüsenhormone im Normbereich zu halten (Feinregulation der Schilddrüsenhormone).

Wie wirken die Schilddrüsenhormone?

Die Schilddrüsenhormone steuern unseren Grundumsatz (Energiebedarf des Organismus mit allen seinen Zellen im Ruhezustand). Mehr Schilddrüsenhormone steigern, weniger Schilddrüsenhormone dämpfen den Grundumsatz. Je höher der Grundumsatz, desto höher sind der Energie- und Sauerstoffverbrauch der Zellen. So kommt es, dass Patienten mit einer starken Schilddrüsenüberfunktion häufig an Gewicht verlieren.

Nahezu alle Zellen des Körpers werden direkt durch die Schilddrüsenhormone beeinflusst. Sowohl unsere Herzfunktion als auch die Muskel- und Nervenfunktionen, das Gehirn und die Knochen bis hin zu Haut und Haaren stehen unter dem stimulierenden Einfluss der Schilddrüse.

Am Beispiel Herz: Bei einer Überfunktion leiden die Betroffenen oft unter einem zu schnellen Herzschlag bis hin zu Herzrasen und auch Rhythmusstörungen, bei einer Unterfunktion schlägt das Herz meist langsamer, die Herzkraft nimmt ab.

Die Schilddrüsenhormone haben Einfluss auf den Stoffwechsel (Fettstoffwechsel, Knochenstoffwechsel, Kohlenhydratstoffwechsel usw.).

Außerdem hat das Schilddrüsenhormon während der Entwicklung vom Fetus bis zum Übergang der Pubertät/Erwachsenenalter einen direkten positiven Einfluss auf das Wachstum und die Entwicklung der Knochen und des Gehirns.

Vielfältige Aufgaben – vielfältige Symptome

Aufgrund der vielen Wirkungen der Schilddrüse auf den Körper sind auch die Symptome einer Schilddrüsenfehlfunktion vielfältig und individuell recht unterschiedlich.

Dennoch gibt es typische Symptome, bei denen die Funktion der Schilddrüse überprüft werden sollte. Prinzipiell gibt es Krankheiten, die eine verminderte Produktion von Schilddrüsenhormonen und andere, die eine Überproduktion dieser verursachen.

Einige Erkrankungen führen zu einer Vergrößerung der Schilddrüse (Kropf) andere zu einer Verkleinerung oder Knoten.

Typische Beschwerden bei Schilddrüsenunterfunktion

Eine Unterfunktion der Schilddrüse (Hypothyreose) kommt deutlich häufiger vor als eine Überfunktion; dabei werden die Körperzellen nicht ausreichend mit Schilddrüsenhormonen versorgt.

Eine Unterfunktion kann verschiedene Ursachen haben. Zum Beispiel kann eine Entzündung der Schilddrüse zu einer Minderfunktion führen. Operationen der Schilddrüse führen fast immer durch Reduktion von funktionsfähigem Schilddrüsengewebe zu einer Unterfunktion. Die Ursachen können also verschieden sein, die Auswirkungen sind aber immer gleich: eine niedrige Schilddrüsenhormonkonzentration.

Eine Unterfunktion der Schilddrüse kann zu typischen Symptomen führen, die jedoch individuell sehr unterschiedlich sein können. Weil die Schilddrüsenhormone alle Körperzellen beeinflussen, können durch einen Hormonmangel auch Veränderungen in allen Körperbereichen auftreten.

Schauen Sie einmal die folgende Tabelle durch. Treffen diverse Symptome einer Schilddrüsenunterfunktion auf Sie zu? Diese Veränderungen könnten allerdings auch andere Ursachen haben. Das ist damit gemeint, wenn es heißt, die Schilddrüsensymptome sind zwar typisch, aber nicht spezifisch. In jedem Falle wäre bei störenden bzw. gravierenden Symptomen ein Arztbesuch ratsam, bei dem auch die Schilddrüsenfunktion überprüft wird. Auch untypische Symptome sind möglich.

Manche Menschen haben bereits bei einer leichten Unterfunktion deutliche Beschwerden. Andere können die Unterfunktion über viele Jahre »kompensieren« und merken selbst oft erst spät oder gar nicht, dass sie Anzeichen einer Schilddrüsenunterfunktion haben. Da sich Schilddrüsenerkrankungen häufig sehr langsam und schleichend entwickeln, meint man möglicherweise, man sei eben nur »ständig müde«, »überarbeitet« oder eben ein depressiver Typ. »Sie haben ein Burnout«, könnte eine Fehldiagnose sein.

Gerade bei älteren Patienten werden viele der typischen Symptome schnell auch auf das Alter geschoben – wie zum Beispiel die Vergesslichkeit oder auch die häufige Müdigkeit.

Typische Beschwerden bei Schilddrüsenüberfunktion

Im Gegensatz zur Schilddrüsenunterfunktion ist die Überfunktion Folge eines

Typische Symptome bei Schilddrüsenunter- bzw. -überfunktion

Bereich	Symptome bei Schilddrüsenunterfunktion	Symptome bei Schilddrüsenüberfunktion
allgemein	Grundumsatz, Körpertemperatur und Sauerstoffverbrauch sinkt	Körpertemperatur steigt, dies führt zu Schwitzen; Grundumsatz steigt, was zur Gewichtabnahme führen kann; Sauerstoffverbrauch hoch
Herz-Kreislauf-System	niedriger Puls, niedriger Blutdruck (paradoxerweise kann es aber auch zu einem Blutdruckanstieg kommen), abnehmende Herzkraft	hoher Puls, Herzrhythmusstörungen, hoher Blutdruck, Kurzatmigkeit
Nervensystem und Psyche	Müdigkeit, Desinteresse, Gedächtnisschwäche, depressive Verstimmungen, verminderte Leistungsfähigkeit, langsamere Reflexe, Konzentrationsstörungen, Antriebslosigkeit, Abgeschlagenheit, verminderte Libido	Unruhe, Nervosität, Reizbarkeit, Ungeduld durch verstärkte Erregbarkeit; Stimmungsschwankungen, Zittern, Aggressivität, aber auch Müdigkeit, Schlaflosigkeit
Haut	kühl und trocken, blassgraue Farbe, teigige Konsistenz, Wassereinlagerungen	warm, feucht, Hautrötungen
Haare	brüchig, vermehrter Haarausfall, stumpf	vermehrter Haarausfall
Nägel	langsames Wachstum, brüchig	
Augen	Trockenheit, Lidschwellungen	Druckgefühl, Hervortreten des Augapfels
Magen-Darm-Trakt	Verstopfung durch Darmträgheit, Gewichtszunahme	Durchfall, Gewichtsabnahme trotz gesteigerten Appetits
Leber	Eiweißbildung sinkt, Entgiftung (auch von Medikamenten) sinkt	Erhöhung der Leberwerte

Bereich	Symptome bei Schilddrüsen-unterfunktion	Symptome bei Schilddrüsen-überfunktion
Knochen und Muskulatur	Gelenkprobleme, Muskelverspannungen, Knochenumsatz sinkt	gesteigerter Knochenstoffwechsel, der mit einer erhöhten Osteoporosegefahr und Knochenbrüchigkeit verbunden ist
Stoffwechsel	Cholesterinerhöhung, Unterzuckerungen	Anstieg des Zuckerspiegels im Blut, schlechte Einstellbarkeit des Blutzuckers bei Diabetikern
Blutbildung	herabgesetzt	erhöht
Niere	Durchblutung sinkt, Filtration sinkt, folglich werden Wasser und Elektrolyte zurückgehalten, dies führt ggf. zur Ödembildung	Durchblutung steigt, Filtration steigt, Urinvolumen steigt, Elektrolytstörungen möglich
Frauen	Zyklusstörungen, unerfüllter Kinderwunsch	Zyklusstörungen, Zyklen oft zu kurz, Zwischenblutungen
Schwangerschaft	häufig Fehlgeburten im ersten Drittel der Schwangerschaft	häufig Fehlgeburten im ersten Drittel der Schwangerschaft
bei Kindern	Minderwuchs, Zurückbleiben der geistigen Entwicklung, Lernschwäche, Aufmerksamkeitsdefizite	rasches Körperwachstum, Unruhe, Einnässen, Schlafstörungen
im Alter	Gedächtnisstörungen, Herzschwäche, Muskelschmerzen, allgemeiner körperlicher Abbau	Herzrhythmusstörungen, Gewichtsverlust (bei dem oft zuerst an einen Tumor gedacht wird), Bluthochdruck, allgemeiner körperlicher Abbau

»Überangebots« an Schilddrüsenhormonen. Dies führt zu einer verstärkten Wirkung der Schilddrüsenhormone auf die Körperzellen.

Eine Überfunktion kann verschiedene Ursachen haben. Sie entsteht, wenn die Schilddrüse zu viel Schilddrüsenhormon produziert oder wenn vermehrt Schilddrüsenhormon aus der Schilddrüse freigesetzt wird.

Ebenso führt eine Überdosierung von Schilddrüsenhormon zu Überfunktionssymptomen. Die Ursachen können also verschieden sein, die Auswirkungen sind aber immer gleich: eine zu hohe Schilddrüsenhormonkonzentration.

Oft, aber nicht immer, sind Zeichen einer Überfunktion gegensätzlich zu Zeichen einer Unterfunktion, wie Sie in der Tabelle sehen können. Wie bei der Unterfunktion sind nahezu alle Organsysteme beteiligt.

Wie ausgeprägt die Symptome einer Schilddrüsenüberfunktion sind, ist wie bei den Unterfunktionssymptomen individuell sehr unterschiedlich. Bei einer Überfunktion nach einer Schwangerschaft werden die Symptome beispielsweise häufig fehlinterpretiert, weil man sie auf die geänderte Lebenssituation zurückführt.

Besonders junge Menschen mit Überfunktion fühlen sich sehr leistungsfähig, benötigen wenig Schlaf, können die gesteigerte Herz-Kreislauf-Belastung gut kompensieren und bemerken erst spät, dass sie »krankhaft« aktiv sind.

Mögliche Beschwerden bei einer Struma

- Druckgefühl
- Luftnot
- Schluckstörungen
- Engegefühl
- Unverträglichkeit eng anliegender Kleidung
- Berührungsempfindlichkeit
- Zunahme des Halsumfanges ohne Gewichtszunahme – zunehmende Hemdenkragenweite
- Heiserkeit

Schilddrüsenvergrößerung (Struma, Kropf)

Eine Vergrößerung der Schilddrüse wird als Struma oder Kropf bezeichnet. Ob man Beschwerden aufgrund einer Struma hat, hängt von der individuellen Empfindlichkeit ab und davon, wie groß die Schilddrüse ist und wie ihre Beziehung zu den umgebenden Halsweichteilen (Luftröhre, Speiseröhre, Kehlkopf) ist.

Ist die Schilddrüse nur gering vergrößert, sind oft keine Beschwerden vorhanden. Wenn aber der Kropf immer größer wird, kann es zu lokalen Beschwerden kommen (siehe Box). Ähnliche lokale Beschwerden können durchaus aber auch im Rahmen von Schilddrüsenentzündungen unabhängig von der Schilddrüsengröße vorkommen.

Andere Symptome

Seltenere Symptome einer Schilddrüsenerkrankung sind z. B. grippeähnliche Symptome mit Fieber und lokale Schmerzen in der Schilddrüsenregion, ausstrahlend in die Ohr- und Kieferregion bei Schilddrüsenentzündungen.

Auch Augensymptome kommen vor, besonders bei einer speziellen Überfunktionsform (Morbus Basedow). So kommen Druckgefühl, Tränen, Lidschwellungen bis hin zu hervortretenden Augen und Doppelbildern vor. Trockene Augen mit Fremdkörpergefühl und Rötungen können auch bei Autoimmunthyreoiditis/Unterfunktion auftreten.

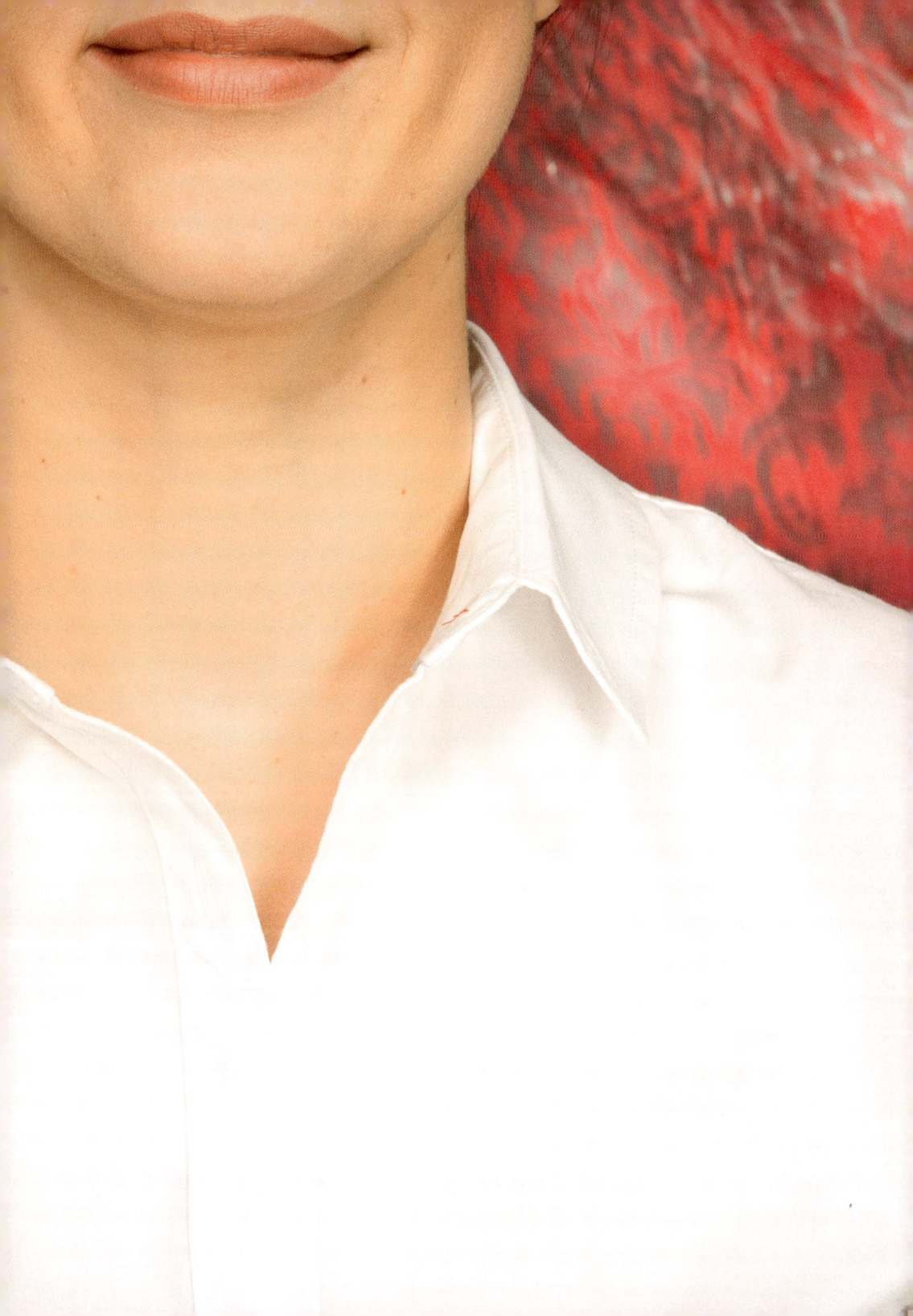

Einfluss auf Körper und Psyche

Wie wirkt sich eine Schilddrüsenfehlfunktion auf die Organe und unser Befinden aus? Vielleicht überrascht es Sie, dass wir mit der Psyche beginnen ...

Schilddrüse und Psyche

Dass die Schilddrüse nicht nur körperliche Funktionen reguliert, sondern auch unsere Stimmungslage beeinflusst, ist vielen Menschen nicht geläufig.

Und auch Ärzte denken nicht immer daran, bei depressiven oder Angstsymptomen ihres Patienten auch die Schilddrüsenfunktion zu überprüfen. Es wäre besser, zunächst eine Stoffwechselstörung der Schilddrüse auszuschließen, bevor Psychopharmaka eingesetzt werden.

Über- und Unterfunktion stören die Psyche

Psychische Symptome kommen sowohl bei Über- als auch bei Unterfunktion der Schilddrüse vor: Bei Unterfunktion sind es eher depressive Symptome und bei Überfunktion eher Angst- und Übererregungssymptome. Das muss allerdings nicht so sein. Die psychischen Symptome können auch unspezifisch sein und eine Zuordnung zu Über- oder Unterfunktion ist häufig nicht eindeutig. In der Praxis beobachten wir häufig schon bei leichten Funktionsstörungen (also normalen freien Schilddrüsenhormonen, aber leicht verändertem TSH) psychische Symptome.

Aber auch primär psychische Erkrankungen können durchaus begleitend mit einer Schilddrüsenfunktionsstörung einhergehen. Die Symptome wie Antriebslosigkeit, Müdigkeit, Lethargie und Konzentrationsstörungen können auf eine begleitende Schilddrüsenunterfunktion hindeuten, aber auch Symptom der psychischen Störung oder Nebenwirkung von Psychopharmaka sein. Daher sollte bei Patienten mit psychischen Störungen immer auch die Schilddrüse untersucht und ggf. behandelt werden. Es wurde festgestellt, dass die Psychopharmaka bei Ergänzung durch Schilddrüsenhormon im Fall von begleitenden Schilddrüsenfunktionsstörungen besser wirken.

Rahmen einer Unterfunktion als bei guter Umwandlung von T4 in T3. In solchen Fällen kann es notwendig und sinnvoll sein, eine Kombinationstherapie mit T4 und T3 (Seite 115) durchzuführen. Durch eine T3-Gabe kann im Gehirn die Versorgung mit wichtigen Botenstoffen verbessert und damit eine depressive Verstimmung gelindert werden. Psychiater setzen daher manchmal im Rahmen von antidepressiven Therapien auch T3 ein, wenn eigentlich keine Schilddrüsenunterfunktion besteht.

Oft ist eine Unterfunktion schuld an depressiven Symptomen

Durch die schleichende Entwicklung der Unterfunktion z. B. im Rahmen einer Autoimmunthyreoiditis werden die Symptome lange nicht bemerkt. Müdigkeit, Antriebslosigkeit, Konzentrationsstörungen und eine Verlangsamung des Denkens werden oft auf das Alter oder steigende Belastungen in Familie und Beruf zurückgeführt.

Das Gehirn braucht T3 besonders

Da das Gehirn viele Schilddrüsenhormonrezeptoren besitzt, reagiert es besonders sensibel auf eine Reduktion des vorhandenen Hormons, insbesondere ein niedriger T3-Spiegel kann mit depressiven Symptomen einhergehen. Patienten mit einer niedrigen Dejodaseaktivität neigen eher zu psychischen Störungen im

Vorsicht bei T3-Gabe

Die unterschiedlichen Gewebe können gewebsspezifisch unterschiedliche Dejodaseaktivitäten, also eine unterschiedliche Effektivität der Umwandlung von T4 in das wirksame T3 aufweisen. Besonders problematisch kann es sein, wenn im Herzmuskelbereich immer genug T3 gebildet werden kann, aber im Gehirn nicht. Dann muss man mit einer T3-Gabe vorsichtig sein, denn was für das Gehirn dringend nötig wäre, kann für das Herz bereits zu viel sein; das heißt, eine T3-Gabe bessert zwar psychische Symptome, führt aber zu Herzrasen. Bei einer T3-Substitution muss man daher immer prüfen, ob alle Gewebe diese auch vertragen. Hilfreich können hier ggf. kleinste T3-Mengen sein, die man sich durchaus auch in 1-µg-Schritten in speziellen Apotheken anfertigen lassen kann. Ganz besonders wichtig ist hier zudem eine gute Versorgung mit Selen (Seite 121).

Steffi, 50 Jahre

Ich dachte, die Wechseljahre seien schuld

》 *Seit Längerem bestanden bei mir unklare Symptome wie unspezifische Schmerzen an wechselnden Stellen, Verspannungen, Reizdarmsymptomatik, Schlafstörungen, Neigung zu depressiver Verstimmung, besonders im Winter, Wassereinlagerungen und Schwellungen. Ich schob alles auf die Wechseljahre, meine berufliche Leistungsfähigkeit nahm stark ab – alles war mir zu viel. Dabei hatte ich die Chance, den Posten meines Chefs zu übernehmen, eine Tätigkeit, auf die ich mich eigentlich sehr freuen müsste. Eine Kur mit Gesprächstherapien hatte nicht den durchschlagenden Erfolg gebracht, es musste andere Ursachen geben als nur die Psyche. Psychopharmaka wollte ich nicht nehmen. Weil meine Schwester eine Schilddrüsenerkrankung hatte, riet sie auch mir, mich untersuchen zu lassen. Dabei wurde eine latente Unterfunktion festgestellt und diverse Mikronährstoffmängel (Eisen, Q_{10}, B-Vitamine, Vitamin D), das Cholesterin war erhöht. Mit Beginn der Therapie ging es mir recht schnell deutlich besser, ich konnte den Posten übernehmen und bin wieder leistungsfähig. Ich komme gut durch den Winter und niemand meint mehr, ich bräuchte Psychopharmaka.* 《

Auch Angst- und Panikattacken sind möglich

Angst und Panik können sowohl bei einer Über- als auch bei einer Unterfunktion auftreten. Obwohl Panikattacken eigentlich eher ein Überfunktionssymptom sind, berichten auch einige Patienten mit einer Unterfunktion über solche Phänomene, die manchmal dann sogar mit Herzrasen und Unruhe verbunden sind. Bei solchen Patienten gestaltet sich die Schilddrüsenhormontherapie nicht so geradlinig und einfach, da nur die Schilddrüsenwerte die Unterfunktion anzeigen, nicht die Symptome. Daher muss die Gabe von Schilddrüsenhormon sehr vorsichtig erfolgen.

Das folgende Beispiel einer Patientin, die zunächst eine Überfunktion und später eine Unterfunktion entwickelte, zeigt, welches Fingerspitzengefühl zum Teil bei der Schilddrüsenhormontherapie erforderlich ist und wie wichtig es ist, auf die Patienten einzugehen, kleinste Dosisänderungen auszuprobieren. Es ist nicht nur so, dass die kleine Schilddrüse eine große Wirkung im Organismus insgesamt hat, sondern auch kleine

Schilddrüsenhormonänderungen große Wirkungen erzielen können. Durch die zurückliegende Überfunktion waren bei Maike möglicherweise Effekte der Schilddrüsenhormone auf Stresshormone wie Adrenalin verstärkt.

Maike, 55 Jahre
Ein Auf und Ab mit Panikattacken

>> *2009 wurde bei mir eine Überfunktion diagnostiziert und ich bekam bis 2010 Medikamente. Zum Glück normalisierte sich meine Schilddrüsenfunktion und die Medikamente konnten wieder abgesetzt werden. Dann wurde eine leichte Unterfunktion festgestellt und ich bekam niedrig dosierte Schilddrüsenhormone. Jedoch entwickelte ich bei der kleinsten Dosis Angst und Panikattacken wie bei der Überfunktion. Daher habe ich die Einnahme wieder beendet, aber die Symptome blieben und wurden immer schlimmer. Mir wurden Betablocker und Beruhigungsmittel verschrieben. Immer wieder musste ich sogar mit Panik und Herzschmerzen in die Notaufnahme, mehrfach wurde mein Herz untersucht, aber nichts gefunden. Auf ärztliche Empfehlung hin begann ich wegen der Unterfunktion ganz niedrig dosiert Schilddrüsenhormon einzunehmen, habe auch L-Thyroxin-Tropfen ausprobiert, kam aber am besten mit einer viertel Tablette L-Thyroxin 25 jeden zweiten Tag zurecht. Ganz langsam konnten wir die Dosis auf eine tägliche Einnahme steigern. Erstaunlicherweise nahmen die Symptome ab, je mehr ich mich einer Normalfunktion näherte.* <<

Psychische Störungen nach der Schwangerschaft

Wenn Funktionsstörungen der Schilddrüse nach einer Entbindung auftreten, werden depressive Symptome oder Unruhe, Müdigkeit und Abgeschlagenheit meist auf die geänderte Lebenssituation und den Schlafentzug durch die Betreuung des Neugeborenen sowie auf die hormonellen Veränderungen im Rahmen des Stillens zurückgeführt. Dabei ist eine Schilddrüsenentzündung, die nach der Entbindung auftritt (Post-partum-Thyreoiditis, Seite 40), gar nicht so selten. Denn Autoimmunerkrankungen der Schilddrüse treten am häufigsten in Phasen einer hormonellen Umstellung auf. Besonders Gynäkologen sollten daher ein Ohr für diese Beschwerden haben und in solchen Fällen die Schilddrüsenfunktion testen.

Psyche und Schilddrüse beeinflussen sich gegenseitig

Aber auch die Psyche hat Einfluss auf die Schilddrüse, nicht nur umgekehrt! Ein Zusammenhang zwischen psychischem Stress und der Entwicklung von Autoimmunerkrankungen der Schilddrüse wird schon lange vermutet. Bei einer genetischen Veranlagung können Stressfaktoren wie berufliche Belastung, Ehekonflikte, Todesfälle in Familie und Bekanntenkreis, aber auch Schreckensereignisse oder eigene schwere Erkrankungen oder Unfälle zum Ausbruch von Autoimmunerkrankungen führen, denn Stress kann zu Veränderungen im Immunsystem führen. In diesem Zusammenhang sei auch darauf verwiesen, dass starke Entzugssymptome beim Beenden des Rauchens ebenfalls solche psychischen Stressoren sein können. Andererseits werden aber gerade Autoimmunerkrankungen der Schilddrüse durch das Rauchen selbst verstärkt (vermehrte Bildung von oxidativen Substanzen, die eine Entzündung fördern). Eine Schilddrüsenerkrankung wäre also ein Grund mehr, mit dem Rauchen aufzuhören. Wichtig ist dabei eine ärztliche Begleitung, um starke Entzugssymptome zu vermeiden.

Nadine, 34 Jahre
Nach einer Notsituation brach ein Morbus Basedow aus

» *In meiner Verwandtschaft gab es mehrere Fälle von Hashimoto und Basedow, ich war zunächst verschont geblieben. Auf einer Geschäftsreise hatte das Flugzeug starke Probleme, die Sauerstoffmasken kamen heraus, wir sanken schnell, die Ohren dröhnten, alle schrien durcheinander, ich dachte, wir stürzen ab und mein Leben sei vorbei. Wie durch ein Wunder schafften wir eine Notlandung auf einem kleinen Flughafen irgendwo im Nirgendwo. Einige Wochen und noch Monate später wachte ich nachts schweißgebadet auf und hatte immer wieder den gleichen Traum vom Abstürzen. Auch tagsüber war ich unruhig, nervös, zittrig, mein Herz raste und alle meinten, ich solle mich in Therapie begeben, um das Erlebte zu verarbeiten. Mein Hausarzt untersuchte mich dann und stellte eine Schilddrüsenüberfunktion fest. Ich hatte einen Morbus Basedow entwickelt, der die starken Symptome erklärte und zum Glück gut behandelt werden konnte.* «

Winterdepression

Auch jahreszeitliche Stimmungsschwankungen können durchaus mit Schwankungen im Schilddrüsenstoffwechsel erklärt werden. So kann der TSH-Wert im Herbst und im Winter höher sein als im Frühjahr und Sommer. Das ist ja auch sinnvoll, denn in den kalten Herbst- und Wintertagen muss der Grundumsatz steigen, damit mehr Wärme produziert wird. Dazu muss die Schilddrüse stärker zur Hormonproduktion angeregt werden. Diskutiert wird auch eine Stimulation der Dejodase (verstärkte T3-Bildung aus T4) bei Kälte und kürzeren Tagen, um einen T3-Abfall im Winter zu kompensieren. Gelingt dies nicht, kann eine Winterdepression durchaus auf eine tendenzielle Unterfunktion zurückzuführen sein. Manche langjährige Schilddrüsenpatienten wissen, dass sie im Winter, spätestens wenn sie schlechtere Stimmung oder abnehmende Konzentrationsfähigkeit bemerken, etwas mehr Schilddrüsenhormon oder eine kleine zusätzliche T3-Dosis brauchen.

Schilddrüse und Sexualhormone

Schilddrüsen- und Sexualhormone beeinflussen sich gegenseitig, sie sind eng miteinander verzahnt. Sind die Schilddrüsenhormone gestört, sind die Sexualhormone oft mitbetroffen und umgekehrt.

Symptome einer Schilddrüsenfehlfunktion bei Frauen sind oft ein unregelmäßiger Zyklus, damit verbunden ein unerfüllter Kinderwunsch und Libidoprobleme. Die Erklärung hierfür steckt in den Steuerungshormonen für die Produktion von Schilddrüsenhormonen und Sexualhormonen, die nicht getrennt voneinander wirken.

Die Schilddrüse greift in den weiblichen Zyklus ein

Bei einer Unterfunktion der Schilddrüse steigt das TSH (das stimulierende Hormon aus der Hirnanhangsdrüse). Noch weiter in Richtung Gehirn gibt es noch ein Steuerungshormon des Schilddrüsenstoffwechsels, das TRH, das die Ausschüttung des TSH reguliert. Wenn also bei einer Unterfunktion die Steuerungshormone als Befehlsgeber zur Schilddrüsenhormonproduktion ansteigen, führt aber genau dieses höhere TRH auch zu einem Anstieg des Prolaktins (eigentlich ein Hormon, das in der Stillzeit die Milchproduktion reguliert). Nun soll ja eine Frau in der Stillzeit möglichst nicht gleich wieder schwanger werden, sodass die Sexualhormonproduktion in dieser Zeit heruntergefahren wird, und zwar durch dieses Prolaktin. Steigt das Prolaktin dagegen außerhalb einer Stillzeit an, führt dieser Anstieg zumindest zur Reduktion von Sexualhormonen, damit zu Zyklusschwankungen und Libidoreduktion, sodass das Eintreten einer Schwangerschaft unwahrscheinlicher wird. Zudem kann es zu Zysten in der Brust und zu Brustbeschwerden führen (zystische Mastodynie). Bei solchen Beschwerden sollte also immer an eine Schilddrüsenstörung gedacht werden.

Auch die anderen Steuerungshormone der Sexualhormone (Gonadotropin, FSH, LH) können gestört werden, wodurch es zu Gelbkörperschwäche kommen kann. Ebenso können der Östrogenmetabolismus und die Produktion von sexualhormonbindenden Eiweißen verändert sein. Zudem kann eine Hypothyreose auch die Gerinnung verändern, sodass verstärkte Blutungen auftreten können. Auch bei einer Überfunktion der Schilddrüse kommen Zyklusunregelmäßigkeiten und damit verbundene Fertilitätsstörungen vor.

Verzahnt: Schilddrüsen- und Sexualhormone

- Bei Autoimmunerkrankungen der Schilddrüse kommen häufiger auch Störungen der weiblichen und männlichen Hormone vor (z. B. prämenstruelles Syndrom, PCO-Syndrom mit verstärkter Bildung von männlichen Hormonen in Eierstockzysten).
- Autoimmunerkrankungen der Schilddrüse kommen häufiger bei Frauen als bei Männern vor (Hormonschwankungen im Zyklus als Ursache?) mit Erkrankungsgipfeln in Phasen von Hormonschwankungen (Pubertät, nach Schwangerschaften, Wechseljahre).
- Autoimmunerkrankungen der Schilddrüse bessern sich oft in der Schwangerschaft, wahrscheinlich durch die Entwicklung einer gewissen Immuntoleranz, hier wird ein positiver Effekt des Progesterons diskutiert. Durch steigende Progesteronspiegel nimmt offenbar auch die Sensibilität der Schilddrüsenzellen gegenüber TSH zu. Die beiden Mechanismen erklären, warum es Patientinnen mit einer Autoimmunthyreoiditis in Schwangerschaften häufig besser geht.
- Ein Ungleichgewicht der Sexualhormone beeinflusst Autoimmunerkrankungen der Schilddrüse ungünstig (Schilddrüsenstoffwechselschwankungen, verstärkte Beschwerden). Hier wird eine eher immunstimulierende Wirkung des Östrogens im Gegensatz zu einer eher immununterdrückenden Wirkung des Progesterons diskutiert.
- Die Fehlgeburtsrate (besonders der Frühaborte vor der 12. bis 14. Schwangerschaftswoche) ist bei Hashimoto etwas erhöht.

Lena, 30 Jahre

Als der TSH sank, wurde ich endlich schwanger

>> Bei meiner Autoimmunerkrankung gab es immer wieder Schwankungen der Schilddrüsenwerte. Grund war wahrscheinlich mein stressiger Beruf, die langen Arbeitszeiten, ein unregelmäßiges Leben. Ich habe auch autoimmune Veränderungen im Magenbereich, sodass wohl auch dies zu unterschiedlicher Resorption der Schilddrüsenhormone beitrug. Ich muss daher regelmäßig Vitamin B_{12} einnehmen, zum Glück nicht spritzen. Ein Eisenmangel muss auch immer wieder ausgeglichen werden. Daher musste meine Dosierung des L-Thyroxins häufiger angepasst werden, ich war mal über-, mal unterdosiert. Meine Zyklusschwankungen wurden damit erklärt, gynäkologisch war alles in Ordnung. Die vielen Arztbesuche und Kontrollen können einen ganz schön nerven, aber ich wollte ja so langsam schwanger werden, bei den Schwankungen hatte es nie geklappt. Bei einem TSH von 2,05 im Juni wurde die Dosis dann nochmals leicht erhöht. Ich habe dann 1x pro Woche 125 µg und sonst 100 µg L-Thyroxin nehmen müssen. Als der TSH im unteren Normbereich lag, hat es dann endlich geklappt. Gleich, als ich wusste, dass ich schwanger bin, habe ich die Werte kontrollieren lassen, die Dosis wurde weiter leicht erhöht und es ging mir sehr gut bei stabiler Dosis seit der 19. Schwangerschaftswoche. Mittlerweile habe ich einen gesunden Sohn. ◂

- Die Erfahrung zeigt, dass sich bei stetigen Beschwerden trotz guter Schilddrüseneinstellung ein Blick auf die Sexualhormone lohnt. (Auch bei Männern können die Sexualfunktion und Spermienqualität bei Schilddrüsenfehlfunktionen beeinträchtigt sein.)

Ein Anstieg der Sexualhormone, egal ob durch externe Hormonzufuhr oder durch körpereigene Bildung z. B. im Rahmen einer Schwangerschaft, bedingt einen steigenden Schilddrüsenhormonbedarf. Dies wird durch die verstärkte Bildung von Hormonbindungsproteinen erklärt, sodass auch mehr Schilddrüsenhormon gebunden ist, eine höhere Hormonproduktion ist erforderlich, um jederzeit genug freies Hormon zur Verfügung zu haben). Eine Unterfunktion kann entstehen, eine bereits durchgeführte Schilddrüsenhormontherapie muss in ihrer Dosierung angepasst werden. Umgekehrt sinkt der Schilddrüsenhormonbedarf mit Abnahme von Sexualhormonen (Absetzung der Pille, nach den Wechseljahren).

Erfahrungsgemäß macht nur eine Hormonsubstitution hier eine Ausnahme, nämlich die alleinige Substitution von naturidentischem Progesteron als Gel oder Creme bei Patientinnen mit einer Autoimmunthyreoiditis. Hier wird der Schilddrüsenhormonbedarf eher reduziert, am ehesten durch den positiven immunmodulierenden Effekt des Progesterons.

Ein möglicher zusätzlich positiver Effekt bei der Progesterongabe besteht in der leichten Erhöhung der Körpertemperatur (dies wird bei der Temperaturmessung zur Ermittlung der fruchtbaren Tage ausgenutzt). Da die Enzyme bei der Schilddrüsenhormonproduktion ein Temperaturoptimum bei normaler Körpertemperatur haben und bei einer Unterfunktion häufig die Körpertemperatur reduziert ist, könnte die Temperatursteigerung durch Progesteron zur Verbesserung der Wirksamkeit der Enzyme beitragen.

Eine Regulierung der Schilddrüsenstoffwechsellage allein kann zu einer Normalisierung der Sexualhormone führen. Genauso kann eine Regulierung der Balance der Sexualhormone den Schilddrüsenstoffwechsel positiv beeinflussen, besonders bei Ausgleich eines relativen Progesteronmangels. Daraus folgt, dass bei Änderung der Hormone immer auch Anpassungen einer Dosierung anderer Hormone in Betracht gezogen werden muss. In der Praxis werden relativ häufig Kombinationen von einer Autoimmunthyreoiditis (z. T. mit hohen Antikörpertitern) und Progesteronmangel (meist symptomatisch mit starken Blutungen, kurzen Zyklen, Brustspannen und Wassereinlagerungen in der 2. Zyklushälfte, PMS …) beobachtet. Oft haben die Patientinnen auch noch einen Vitamin-D-Mangel. Durch den Ausgleich des Progesterondefizits und des Vitamin-D-Mangels kann die Schilddrüsenhormontherapie meist effektiver gestaltet werden. Oft kann bzw. muss die Schilddrüsenhormondosis unter Progesteron sogar reduziert werden. Die Antikörpertiter sinken häufig, der immunologische Prozess in der Schilddrüse wird positiv beeinflusst. Unklar ist, ob ein Progesteronmangel auch direkt als Ursache für die Entwicklung einer Autoimmunthyreoiditis infrage kommt. Denkbar wäre es, denn der Häufigkeitsgipfel für die Autoimmunthyreoiditis mit Beginn der Wechseljahre deckt sich mit der Zeit,

Bei unerfülltem Kinderwunsch: Schilddrüse testen!

Bei unerfülltem Kinderwunsch empfiehlt es sich aufgrund der geschilderten Zusammenhänge auch immer die Schilddrüsenfunktion testen zu lassen. Sinnvoll ist auch die Durchführung eines TRH-Tests (Seite 69), um subklinische Funktionsstörungen zu erfassen.

in der es physiologischerweise durch ausbleibende Eisprünge zunächst zu einem relativen Progesteronmangel bzw. einer Östrogendominanz kommt. Ebenso verhält es sich nach der Entbindung (in kurzer Zeit stark abfallender Progesteronspiegel), wieder ein Häufigkeitsgipfel für die Entstehung einer Autoimmunthyreoiditis (Hashimoto und Basedow).

Symptomüberlappungen

Die Tabelle rechts zeigt, dass häufig allein durch die Anamnese eine Differenzierung zwischen Schilddrüsenstoffwechselstörung und Sexualhormondysbalance kaum möglich ist. Hier helfen die entsprechenden Hormonuntersuchungen im Blut und im Bereich der Sexualhormone, auch zunehmend im Speichel oder im 24-Stunden-Urin. Wichtig ist vor allem, daran zu denken und die Patienten nicht mit ihren fortbestehenden Symptomen allein zu lassen.

PCO-Syndrom und Schilddrüse

Das PCO-Syndrom ist eine der häufigsten endokrinen Störungen bei Frauen im fruchtbaren Alter. Es ist gekennzeichnet durch eine Erhöhung der männlichen Hormone, Zyklusstörungen und Zysten an den Eierstöcken. Begleitend besteht oft eine Störung des Glukosestoffwechsels (Insulinresistenz), die oft zu einer Gewichtszunahme führt (mehr erfahren Sie hierzu im Kapitel »Schilddrüse und Diabetes«, Seite 48). Damit ist das Risiko erhöht, Diabetes (auch im Rahmen einer Schwangerschaft) und Folgeerkrankungen sowie das sog. metabolische Syndrom zu entwickeln (Adipositas mit erhöhtem Taillenumfang vergesellschaftet mit Erhöhung der Blutfette, des Blutdrucks und des Blutzuckers). Auch Hautprobleme bestehen häufig durch die erhöhten männlichen Hormone (Akne, Haarausfall).

Patientinnen mit PCO-Syndrom haben häufiger eine Hashimoto-Thyreoiditis. Die Ursache hierfür ist unbekannt. Kommt das PCO-Syndrom zusammen mit einer Autoimmunthyreoiditis vor, verstärkt die Unterfunktion der Schilddrüse die negativen Effekte des PCO-Syndroms auf den Stoffwechsel (zunehmendes Gewicht, schlechterer Glukosestoffwechsel). Durch die Adipositas im Rahmen des PCO-Syndroms wiederum kann der TSH-Spiegel erhöht sein (mehr erfahren Sie hierzu im Kapitel »Schilddrüse und Gewicht«, ab Seite 42), aber auch durch das Vorliegen einer Autoimmunthyreoiditis.

Daher sollte bei Frauen mit PCO-Syndrom die Schilddrüsenstoffwechsellage in Kombination mit einer Antikörperbestimmung erfolgen. Bei positiven Antikörpern wirkt möglicherweise eine Schilddrüsenhormonsubstitution positiv. Insbesondere eine positive Wirkung auf das Gewicht sollte angestrebt werden, wobei hier auch gilt, dass unter der

Schilddrüsenhormontherapie nicht nur die Schilddrüsenwerte, sondern auch das Gewicht beobachtet werden müssen (siehe Abschnitt Gewichtszunahme, Seite 45).

Symptomüberlappungen von Schilddrüsenfunktionsstörungen und Störungen der Sexualhormone

Schilddrüse		Sexualhormone
Unterfunktion	unerfüllter Kinderwunsch Zyklusstörungen	Progesteronmangel Prolaktinerhöhung
Unterfunktion	Gelenkschmerzen, Muskelschmerzen, Fibromyalgie	Progesteronmangel
Überfunktion	Hitzewallungen Schlafstörungen, Rhythmusstörungen	Östrogenmangel Progesteronmangel
Überfunktion Unterfunktion	Bluthochdruck	Östrogendominanz
Überfunktion	Osteoporose	Östrogenmangel, Progesteronmangel
Unterfunktion	Stimmungsschwankungen, Depressionen	Progesteronmangel
Überfunktion	Unruhe, Nervosität, Reizbarkeit	Progesteronmangel
Unterfunktion	Konzentrationsstörungen, Gedächtnisschwäche	Hormonmangel
Unterfunktion	trockene Haut/Schleimhäute	Östrogenmangel
Unterfunktion	Haarausfall	Androgenüberschuss
Unterfunktion Überfunktion	Gewichtszunahme Insulinresistenz Wassereinlagerungen	Östrogendominanz PCO-Syndrom
Unterfunktion Überfunktion	Magen-Darm-Probleme	Schleimhaut-Östrogen-Mangel

Veränderungen in einer Schwangerschaft

Bei Schilddrüsenpatientinnen mit Kinderwunsch muss besonderes Augenmerk auf die Schilddrüsenhormoneinstellung gelegt werden. Jetzt geht es nicht mehr nur um das Wohlbefinden der Frau, sondern um optimale Bedingungen für eine Schwangerschaft und ungehinderte Entwicklung des Ungeborenen.

Als optimaler TSH für den Eintritt einer Schwangerschaft wird ein Wert um 1 µU/ml angesehen, nach unserer Erfahrung sollte das TSH nicht über 2 µU/ml liegen. Die Werte gelten nicht für eigentlich schilddrüsengesunde Frauen, sondern für Schilddrüsenpatientinnen mit Kinderwunsch. Bei bestehender Schwangerschaft sollte kein TRH-Test durchgeführt werden, eine Schilddrüsenszintigrafie ist kontraindiziert.

Das Ungeborene ist abhängig vom Schilddrüsenhormon der Mutter. Im ersten Drittel der Schwangerschaft ist das Ungeborene abhängig von der mütterlichen Zufuhr von Schilddrüsenhormon. Eine optimale Versorgung mit Schilddrüsenhormon ist in dieser Zeit für die Entwicklung des Kindes von entscheidender Bedeutung. Eine Unterversorgung mit Schilddrüsenhormon besonders in dieser Zeit muss unbedingt vermieden werden. Hinzu kommt ein steigender Schilddrüsenhormonbedarf schon mit Beginn der Schwangerschaft, vor allem durch steigende Sexualhormonspiegel und Hormonbindungsproteine, die mehr Schilddrüsenhormon binden, und durch einen verstärkten Jodverlust mit dem Urin. Das fT4 sinkt daher vorübergehend. Die mütterliche Schilddrüse wird also zu Höchstleistungen gefordert. Dies kann auch zu einer Vergrößerung der Schilddrüse führen (hier wirkt Östrogen auch als Wachstumsfaktor für die Schilddrüse), selten auch zu Knotenbildungen.

Die Schilddrüse wird durch HCG stimuliert. Die erforderliche Stimulation der Schilddrüse wird durch das Schwangerschaftshormon HCG, dessen Nachweis im Urin heute als Schwangerschaftstest genutzt wird, realisiert. Es wirkt an der Schilddrüse wie das TSH, sodass anfangs der Schwangerschaft nicht unbedingt das TSH steigen muss, um die Schilddrüse zur Hormonproduktion zu stimulieren. Daraus folgt:

- Durch das HCG ist der TSH-Spiegel am Beginn einer Schwangerschaft niedriger als sonst (0,5–1 µU/ml).
- Wird am Beginn einer Schwangerschaft ein über 2–2,5 µU/ml liegender TSH gemessen, liegt eine tendenzielle Unterversorgung mit Schilddrüsenhormon vor, die negative Effekte auf die Kindsentwicklung haben kann.
- Ein niedriger TSH zu Beginn einer Schwangerschaft kann durch hohe HCG-Werte verursacht sein (Höchstwerte in der 10. Schwangerschaftswoche), was nicht als Überfunktion ausgelöst durch ein Problem in der

Schilddrüse fehlgedeutet werden darf. Mit dem Absinken des HCG ab der 12., spätestens nach der 18. Schwangerschaftswoche normalisiert sich der TSH wieder. Selten kommt es durch hohe HCG-Werte zu einer sog. Schwangerschaftshyperthyreose mit Herzklopfen, Gewichtsabnahme und meist auch stärkerem Schwangerschaftserbrechen. Eine spezielle Therapie ist jedoch meist nicht erforderlich, wenn, dann symptomatisch z. B. mit Betablockern. Schilddrüsenblockierende Medikamente haben wegen ihrer speziellen Wirkweise keinen Effekt und sollten daher nicht eingesetzt werden.

Regelmäßige Kontrollen. Zirka ab der 12. Schwangerschaftswoche kann das Ungeborene allein Schilddrüsenhormon produzieren. Der Regelkreis, der die Produktionsmenge dem Bedarf anpasst, funktioniert aber erst viel später effektiv, sodass weiterhin eine Abhängigkeit von der Mutter besteht. Bei einer vorbestehenden Unterfunktion, die mit Schilddrüsenhormon ausgeglichen wurde, muss die Schilddrüsenhormondosierung in der Schwangerschaft an den steigenden Bedarf angepasst werden. Regelmäßige Verlaufskontrollen müssen daher erfolgen, idealerweise alle 4–6 Wochen (je TSH-, fT3-, fT4-Bestimmung). Um den höheren Bedarf direkt am Beginn der Schwangerschaft, also zu der Zeit, da die Schwangerschaft noch nicht bekannt ist, zu decken, sollten Patientinnen mit Kinderwunsch schon vor der Schwangerschaft etwas höher mit Schilddrüsenhormon eingestellt werden (z. B. Ziel-TSH knapp unter 1 µU/ml).

Auch der Jodbedarf steigt. Über die Niere der Mutter geht mehr Jod verloren, mehr jodhaltiges Schilddrüsenhormon wird an Eiweiße gebunden und die Mutter gibt Jod an das Ungeborene ab, das dann selbst Schilddrüsenhormon daraus produziert. Trotz besserer Jodversorgung mit der Nahrung in der heutigen Zeit reicht die Jodzufuhr mit der normalen Ernährung in dieser speziellen Situation meist nicht aus. Im Allgemeinen enthalten daher Schwangerschaftsvitaminpräparate 150 µg Jodid. Dies ist für alle Schwangeren zu empfehlen, auch bei Autoimmunthyreoiditis. Durch die geänderte Immunitätslage in der Schwangerschaft bessert sich in der Schwangerschaft häufig die Autoimmunthyreoiditis. Daher wurden durch die Jodsubstitution auch keine nennenswerten Antikörperanstiege beobachtet. Und selbst wenn dies geschehen würde, sollte es in Kauf genommen werden, um nicht die geistige Entwicklung des Kindes zu gefährden. Denn bei Jodmangel wird das Ungeborene nicht mehr ausreichend mit Schilddrüsenhormonen versorgt. Durch eine Jodsubstitution in der Schwangerschaft wurden auch weniger Strumen bei Neugeborenen beobachtet. Jod geht gut über die Plazenta zum Ungeborenen und über die Muttermilch zum Neugeborenen über. Die Jodsubstitution sollte bis zum Ende der Stillzeit erfolgen, da das Kind in

> **Als Schwangere brauchen Sie mehr Jod**
>
> Alle Schwangeren sollten mit Feststellung der Schwangerschaft Jodid bekommen (meist von den Gynäkologen), bei vorbestehender Schilddrüsenhormonsubstitution sollte eine Kombination mit Jodid erfolgen. Bei Patientinnen mit einer vorbestehenden Autoimmunthyreoiditis soll auch spätestens ab der 10.–12. Schwangerschaftswoche eine Jodsubstitution beginnen (evtl. Dosierung angepasst an die individuelle Jodversorgung durch Messung der Urinjodausscheidung). Einzige Ausnahme für eine Jodsubstitution in der Schwangerschaft ist eine manifeste Hyperthyreose (bei Morbus Basedow und bei Autonomien, die in der Schwangerschaft selten sind).

dieser Zeit ausschließlich von der Mutter versorgt wird. Mit zunehmender Zufütterung kann Jod dann wieder abgesetzt werden, besonders bei Patientinnen mit Autoimmunthyreoiditis.

Morbus Basedow in der Schwangerschaft

Ein Morbus Basedow ist die häufigste Ursache für eine Überfunktion in der Schwangerschaft. Autonome Knoten sind in der Schwangerschaft viel seltener, Überdosierungen durch Schilddrüsenhormon sollten sowieso nicht vorkommen, wenn die Dosierung von Schilddrüsenhormon in der Schwangerschaft wie empfohlen kontrolliert wird.

Das Wiederauftreten eines Morbus Basedow ist am häufigsten in der Frühschwangerschaft oder nach der Entbindung. Jede Schwangere, die früher einen Morbus Basedow hatte, sollte daher besonders in diesen Zeiten kontrolliert werden, auch wenn keine Symptome vorhanden sind.

Gefahren. Durch die Überfunktion ist die Gefahr für eine Fehlgeburt, Frühgeburt, für Schwangerschaftskomplikationen und für Missbildungen sowie angeborene Überfunktion des Kindes höher. Daher sollte eine Überfunktion in der Schwangerschaft auf jeden Fall behandelt werden, auch wenn nur wenige Symptome vorhanden sind. Die hierfür zur Verfügung stehenden Medikamente können zwar auch erhebliche Nebenwirkungen haben, aber der Nutzen der Therapie überwiegt deutlich.

Therapie. Wegen unterschiedlicher Nebenwirkungsspektren der einzelnen Medikamente hat man sich in den letzten Jahren geeinigt, im ersten Trimenon Propycil einzusetzten, das zwar Leberschädigungen nach sich ziehen kann, aber nicht wie Thiamazol Fehlbildungen beim Ungeborenen verursacht. Wegen der potenziellen Leberschädigung sollte ab dem 2. Trimenon auf Thiamazol umgestellt werden. In der Schwangerschaft dürfen keine schilddrüsenblockierende Medikamente mit Schilddrüsenhormonen kombiniert werden, da der Bedarf an blockierenden Medikamenten so gering wie möglich gehalten werden muss. Die Medikamente gehen besser über die Plazenta zum Kind über als die Schilddrüsenhormone selbst, sodass es bei einer Kombinationstherapie beim Kind eher zu einer Unterfunktion kommt, was absolut vermieden werden muss.

Kontrollen. Kontrollen unter Therapie sind bei instabiler Stoffwechsellage notfalls alle 1–2 Wochen notwendig, ansonsten sollten sie einmal im Monat erfolgen. Die Immunitätslage verändert sich in der Schwangerschaft häufig auch positiv, besonders ab dem 2. Trimenon, sodass die stimulierenden Antikörper abfallen können und sich die Stoffwechsellage verbessert. Also auch und gerade hier sind engmaschige Kontrollen und jeweils Dosisanpassungen an die aktuelle Stoffwechsellage erforderlich. Wenn es möglich ist, die Medikamente abzusetzen, werden sie abgesetzt (manchmal in der 32. bis 36. Woche möglich). Hier gilt nicht, dass mindestens 1 Jahr therapiert werden soll.

Antikörper. Auch die mütterlichen Antikörper können auf das Ungeborene übergehen, sodass dadurch auch eine Überfunktion des Kindes entstehen kann. Selbst wenn bei der Mutter der Basedow vor der Schwangerschaft schon z. B. durch Operation beseitigt wurde, können Antikörper der Mutter weiterhin vorhanden sein. Auch in diesen Fällen muss das Ungeborene beobachtet werden (Ultraschall, Herzfrequenzkontrolle, enge Zusammenarbeit mit Gynäkologen …).

Stillzeit. Die Medikamente gehen auch in die Muttermilch über. Da sich ein Morbus Basedow nach einer Schwangerschaft meist erst nach dem 6. Monat entwickelt, kann dann abgestillt werden, um die Therapie der Mutter optimal zu gestalten und das Kind dabei nicht zu schädigen. Tritt der Basedow früher in der Stillzeit ein und sind nur niedrige Dosierungen der Medikamente erforderlich, kann weitergestillt werden.

Grenzwerthyperthyreose

Die Einstellung der Stoffwechsellage bei Basedow in der Schwangerschaft erfolgt so, dass eine sog. Grenzwerthyperthyreose besteht (normale freie Schilddrüsenhormone, TSH darf niedrig sein). Man entscheidet sich hier lieber für eine leichte Überfunktion der Mutter, als durch eine höhere Medikamentendosierung eine Unterfunktion des Ungeborenen zu erzeugen.

Post-partum-Thyreoiditis

Durch immunologische Veränderungen infolge der hormonellen Umstellung nach einer Schwangerschaft kann es meist im ersten Jahr nach der Schwangerschaft (2.–8. Monat) häufiger als normal zu Autoimmunphänomenen der Schilddrüse kommen. Gefährdet sind vor allem Frauen mit bereits bestehenden oder früheren Autoimmunerkrankungen (Typ-I-Diabetes oder zurückliegender Morbus Basedow) oder Patientinnen mit bekannt erhöhten Antikörpern schon vor bzw. in der Schwangerschaft. Dieses Risiko könnte aber durch eine Selengabe (Seite 123) wieder reduziert werden. Es wird eine Entzündung in der Schilddrüse ausgelöst, die ähnlich wie die Autoimmunthyreoiditis vom Typ Hashimoto Veränderungen der Schilddrüse selbst und des Schilddrüsenstoffwechsels hervorrufen. Das Spektrum reicht von Über- bis Unterfunktion, Übergänge von einer Stoffwechsellage in die andere werden ebenfalls beobachtet, meist entwickelt sich bei zu Beginn bestehender leichter Überfunktion, die oft gar nicht bemerkt wird, eine Unterfunktion. Die Beschwerden sind sehr heterogen, zumal die Veränderungen des Befindens meist auf die veränderte Lebenssituation mit dem Säugling zurückgeführt werden (Schlafmangel, Stress, hormonelle Schwankungen, unregelmäßiges Essen etc.).

Oft werden Antikörper nachweisbar. Manchmal entwickelt sich hieraus eine manifeste Unterfunktion, die Antikörper können persistieren und zu einem Übergang in eine Hashimoto-Thyreoiditis (Seite 102) führen. Daher sollte nach einer Post-partum-Thyreoiditis mindestens einmal im Jahr eine TSH-Kontrolle erfolgen.

Das Risiko, nach einer weiteren Schwangerschaft wieder Schilddrüsenprobleme zu entwickeln, auch wenn die Post-partum-Thyreoiditis nicht in eine Autoimmunthyreoiditis übergegangen ist, sondern selbstlimitierend war, ist erhöht. In solchen Fällen sind Schilddrüsenverlaufskontrollen besonders in der Schwangerschaft und spätestens bei Beschwerden nach der Schwangerschaft wichtig. Wenn sich eine Unterfunktion entwickelt, muss diese ausgeglichen und entsprechend den Bedingungen, wie z. B. Schwangerschaft, angepasst werden.

Svenja, 29 Jahre

Nach der Schwangerschaft ging es mir sehr schlecht

» *Meine Mutter hat eine Autoimmunthyreoiditis, bei ihr kam es zu erheblichen Stoffwechselschwankungen, daher war Schilddrüse schon immer* ein Thema in unserer Familie. Nach meiner ersten Schwangerschaft ging es mir sehr schlecht. Besonders problematisch war eine Art Atemnot, ein Druckgefühl im Bereich der Schilddrüse, ich hatte außerdem Herzrasen, war unruhig, schwitzte und nahm rasch ab. Es bestand eine leichte Überfunktion. Da ich stillte, wollte ich keine Medikamente einnehmen, ich hatte aber von den Ärzten für den Fall, dass es ganz schlimm wird, die Empfehlung, einen niedrig dosierten Betablocker zu nehmen. Es wurde regelmäßig kontrolliert. Wenn ich verstärkte Probleme hatte, konnte ich mich jederzeit auch früher vorstellen. Schon allein diese Gewissheit, jederzeit gehört zu werden, hat mir sehr geholfen. Bald entwickelte sich eine Unterfunktion, erstaunlicherweise mit ähnlichen Symptomen. Die Unterfunktion wurde mit kleinen Dosen an Schilddrüsenhormon ausgeglichen. Damit ging es dann besser. Nach der zweiten Schwangerschaft traten ähnliche Beschwerden auf, nicht ganz so ausgeprägt. Heute sind immer noch Antikörper nachweisbar, meine Schilddrüse wird immer kleiner, aber die Schilddrüsenhormontherapie ist recht konstant, mir geht es wieder gut.

Thyroxinbedarf nach der Schwangerschaft

Durch Abfall der Hormonbindungsproteine nach der Schwangerschaft bei allgemeinem Sexualhormonabfall reduziert sich auch der Schilddrüsenhormonbedarf wieder. Allerdings kommt dann beim Stillen wieder das Hormon Prolaktin ins Spiel (siehe Kapitel »Die Schilddrüse greift in den weiblichen Zyklus ein«, Seite 30). Der Schilddrüsenhormonbedarf bleibt erfahrungsgemäß bei vollständigem Stillen höher als vor der Schwangerschaft. Die erste Kontrolle der Schilddrüsenhormone sollte 4–6 Wochen nach Entbindung erfolgen, um die Dosierung wieder den neuen Bedingungen anzupassen. Im weiteren Verlauf muss kontrolliert werden, wenn die Gewichtabnahme eintritt, sich der Zyklus wieder einstellt und das Stillen beendet wird.

Insgesamt steht einer Schwangerschaft auch bei bestehenden Schilddrüsenerkrankungen nichts im Weg. Es gelten aber strengere Richtwerte und individuell häufigere Kontrollen sollten erfolgen, um eine normale Schwangerschaft und Kindsentwicklung zu gewährleisten. Grundlage ist hier eine gute Schilddrüsenhormon- und Jodversorgung.

Schilddrüse und Gewicht

Gewichtsprobleme sind häufige Symptome in der Schilddrüsensprechstunde. Manchmal sind sie der einzige Grund, nach der Schilddrüsenfunktion zu fahnden.

Häufig wird aber wegen der immer stärkeren Zunahme der Übergewichtigen in Deutschland seitens der Therapeuten nur lapidar geraten, sich mehr zu bewegen und weniger zu essen.

Die Zusammenhänge sind sehr komplex und derzeit noch Gegenstand intensiver Forschungen. Hier können daher nur einige wichtige Mechanismen erläutert werden. Vielen Patienten wird nicht geglaubt, dass sie schon viel Sport treiben und ihre Ernährung umgestellt haben, aber trotzdem nicht abnehmen können. So vergehen manchmal Jahre, bis nach einer Ursache für eine Gewichtszunahme gesucht wird.

Eine Gewichtszunahme kann dabei sowohl durch eine Über- als auch durch eine Unterfunktion entstehen. Das ist ja eigentlich ein Widerspruch.

Normalfall: Gewichtsabnahme bei Überfunktion

Bei einer ungewollten Gewichtsabnahme wird vor allem bei älteren Menschen eher nach einem Tumorgeschehen gesucht als an die Schilddrüse zu denken. Da Schilddrüsenhormone aber den Grundumsatz und damit den Energieverbrauch erhöhen, führen Sie in der Überdosis zur Gewichtsabnahme. Ein gesteigerter Appetit und damit eine vermehrte Nahrungsaufnahme kann das meist nicht kompensieren.

Normalfall: Gewichtszunahme bei Unterfunktion

Bei einer Schilddrüsenunterfunktion nehmen Grundumsatz und damit die Wärmeproduktion ab. Um einer Ausküh-

lung des gesamten Körpers entgegenzuwirken, werden Gefäße in den Gliedmaßen verengt. Dies erklärt das häufige Frieren und kalte Hände und Füße bei Unterfunktion. Sinkt der Grundumsatz, ist der Energieverbrauch reduziert. Bleibt in dieser Situation die Energiezufuhr unverändert, wird die überschüssige Energie in Form von Fett gespeichert, es kommt zur Gewichtszunahme.

Der Mechanismus wirkt schon bei leichten TSH-Erhöhungen, sodass auch kleinste Veränderungen der Schilddrüsenhormondosierung durch kleine Absenkungen des TSH z. B. innerhalb des Referenzbereiches von 2 auf 1 µU/ml einen positiven Effekt auf das Gewicht haben können. Dies ist im Hinblick auf das in der Bevölkerung zunehmende Gewicht und die damit verbundenen Volkskrankheiten bedeutend. Wenn Patienten Probleme mit dem Gewicht haben, ist es auf jeden Fall sinnvoll, die Schilddrüsenfunktion zu prüfen.

Dabei dürfen die TSH-Referenzbereiche nicht so extrem streng betrachtet werden, da sie immer noch recht weit definiert sind durch starke Schwankungen in der Bevölkerung, aber individuell ein TSH von 0,3 genauso normal sein kann wie für einen anderen Patienten ein TSH von 3 µU/ml, also dem Zehnfachen. Es wäre gut, wenn man zu Zeiten des Wohlbefindens den individuellen TSH-Wert wüsste, dann könnte man diesen als Ziel bei einer späteren Schilddrüsenhormontherapie anstreben. Ziel-TSH-Werte bei einer Schilddrüsenhormontherapie müssen ohne dieses Wissen daher individuell anhand des Befindens des Patienten festgelegt werden. Und dazu zählt auch die Betrachtung der Gewichtsentwicklung unter Schilddrüsenhormontherapie. Die so gefundene Dosis ist dann die »Wohlfühldosis«, die sich aber im Lauf des Lebens z. B. durch Änderungen von Stoffwechsel, Hormonen und Aktivität auch wieder ändern kann.

Bei einer Unterfunktion ändert sich aber auch die Körperzusammensetzung insgesamt (Wassereinlagerungen ins Gewebe wirken sich auch auf der Waage aus). Die Gewichtsabnahme unter dann eingeleiteter Schilddrüsenhormontherapie ist dann eher Ausdruck der Ausschwemmung von überschüssigem Wasser aus dem Gewebe.

Susanne, 50 Jahre
Ich nahm 20 kg zu!

>> *Mit Beginn unregelmäßiger Zyklen vor den Wechseljahren nahm ich Gewicht zu. Ich dachte mir nichts dabei, schließlich änderte sich ja alles im Körper. Meine Familie und Freunde fanden es nicht schlimm, aber irgendwann konnte ich mich nicht mehr sehen. Es waren fast 20 kg innerhalb der letzten 3 Jahre. Meine Garderobe passte nicht mehr, ich wurde unbeweglicher, machte kaum noch Sport, konnte mich zu keinen Aktivitäten aufraffen, war immer müde, wegen der ganzen Situation auch depressiv, bis mich schließlich mein Mann zum Arzt schickte, mich durchchecken zu lassen. Dabei wurden zu hohe Cholesterinwerte festgestellt, ich sollte Medikamente nehmen. Eine Freundin berichtete dann, dass man bei ihr eine Unterfunktion der Schilddrüse festgestellt hätte und sie meinte, auch ich solle das überprüfen lassen. Also ging ich mit dieser Frage wieder zum Arzt und er bestimmte den TSH-Wert, der bei 8,7 deutlich zu hoch lag. Jetzt wurde einiges klar, ich bekam Schilddrüsenhormon, die Dosierung wurde langsam gesteigert und ich fühlte mich besser, hatte plötzlich wieder Lust, mich zu bewegen, war nicht mehr so müde, nahm wieder am Leben teil und konnte langsam wieder etwas abnehmen.* <◀

Übergewicht und der TSH-Wert

Ein hoher TSH-Wert kann auch Folge einer Adipositas sein. Hier kommt ein weiteres Hormon des Organismus ins Spiel, das Leptin, das aus dem Körperfettgewebe freigesetzt wird. Leptin hemmt normalerweise den Appetit, ein sinnvoller Mechanismus, wenn genügend Fettgewebe gespeichert ist, um eine weitere Zunahme des Fettes zu verhindern. Bei sehr hohen Leptinwerten kann diese Wirkung jedoch reduziert sein im Sinne einer Leptinresistenz. Dann hemmt Leptin nicht mehr den Appetit, ein wichtiger Kontrollmechanismus im Kampf gegen Verfettung des Körpers geht verloren. Viele Übergewichtige bzw. Adipöse kennen das: Auch wenn der Teller leer ist, ist noch Appetit auf mehr da, die Leckereien auf dem Tisch verlieren nicht an Reiz im Laufe des Essens, wie dies normalerweise der Fall sein sollte. Das Leptin hat aber noch eine weitere Wirkung, es erhöht das TRH und damit auch das TSH, das dann zu einer Steigerung der Schilddrüsenhormonproduktion führen soll, ein sinnvoller Mechanismus, um bei viel Fett den Grundumsatz anzukurbeln und damit das Fett wieder zu mobilisieren, also abzubauen. Außerdem scheint das Leptin die Umwandlung von T4 in T3 in manchen Geweben zu stimulieren.

Besonders bei Kindern konnten hohe TSH-Spiegel durch Gewichtsreduktion allein gesenkt werden, wobei der TSH-Abfall mit dem Leptinabfall korrelierte. Somit ist ein erhöhter TSH-Wert nicht unbedingt nur Ausdruck einer Unterfunktion. Besonders bei Adipösen muss man die Laborwerte mit viel Umsicht betrachten und die Therapiemaßnahmen sorgfältig abwägen und kontrollieren. Vermutet wird auch eine zunehmende Schilddrüsenhormonresistenz bei Gewichtszunahme (mehr Schilddrüsenhormon wird gebraucht, um gleiche Effekte im Körper zu erzielen).

Essgewohnheiten. Besonders bei raschen Änderungen von Überfunktion zu Unterfunktion (z. B. nach Radiojodtherapie oder Operation) müssen die Essgewohnheiten angepasst werden. Bleibt die Nahrungsaufnahme so hoch wie bei der Überfunktion, ist eine Gewichtszunahme bei wieder normaler Schilddrüsenfunktion vorprogrammiert, da der Grundumsatz ja sinkt.

Dosisanpassung. Bei einer Gewichtsreduktion muss man auch die Leptinreduktion bedenken, das TSH fällt dann und die vorherige Schilddrüsenhormondosierung muss ggf. nach unten angepasst werden.

Gewarnt werden muss ausdrücklich vor einer Einnahme von Schilddrüsenhormonen allein zur Gewichtsreduktion, besonders in zweifelhaften Naturpräparaten zur Gewichtsreduktion, da die Nebenwirkungen auf den Organismus, insbesondere das Herz-Kreislauf-System nicht abzuschätzen sind.

Gewichtszunahme ist auch bei Überfunktion möglich!

In der Praxis wird manchmal eine Gewichtszunahme unter Schilddrüsenhormontherapie beobachtet, aber ohne Schilddrüsenhormongabe bei einer bestehenden Unterfunktion auch. Im Beispiel von Monika wollte man einen niedrigen TSH anstreben, um eine Gewichtszunahme zu verhindern, und hat daher eine hohe Schilddrüsenhormondosierung verordnet, aber genau das Gegenteil erzielt.

Die Erklärung hierfür liegt in der dualen Wirkung des T3. Es steigert einerseits den Grundumsatz und damit die Wärmeproduktion sowie den Energieverbrauch und kann so zur Gewichtsabnahme führen, wenn nicht im Gegenzug der höhere Energieverbrauch durch gesteigerte Nahrungsaufnahme kompensiert wird. Andererseits steigert es aber auch den Appetit, erhöht damit die Nahrungsaufnahme und führt zur gesteigerten Fettspeicherung, somit also zur Gewichtszunahme. Dieser Mechanismus

Einfluss auf Körper und Psyche

(Sicherung der Energiezufuhr) kann bei einer Überfunktion eine drohende Gewichtsabnahme verhindern, aber auch bei einer Schilddrüsenhormontherapie zur Gewichtszunahme führen.

Eine Überdosierung des Schilddrüsenhormons sollte vermieden werden, weil dann Mechanismen zur Verhinderung einer Gewichtsabnahme einsetzen. Welche Seite der dualen Wirkung des T3 überwiegt, ist individuell unterschiedlich. Wenn unter Schilddrüsenhormontherapie eine Gewichtszunahme eintritt, sollte

❤ T3 kann zur Gewichtsabnahme oder -zunahme führen.

immer das Essverhalten geprüft werden, ein leicht gesteigerter Appetit fällt nicht unbedingt auf, aber die Kalorienzufuhr kann dadurch erheblich gesteigert sein.

Besonders vorsichtig muss man in dieser Situation mit der zusätzlichen Gabe von T3 sein (Thybon oder Kombinationspräparate wie Prothyrid, Novothyral oder Schweineschilddrüsenhormon). In einigen Fällen kann eine Gewichtsabnahme erreicht werden, manchmal führt es aber zur Gewichtszunahme, je nachdem welche Seite der Waage überwiegt. Wenn also eine Gewichtszunahme als Symptom einer Unterfunktion behandelt werden muss, müssen unter Therapie die Ge-

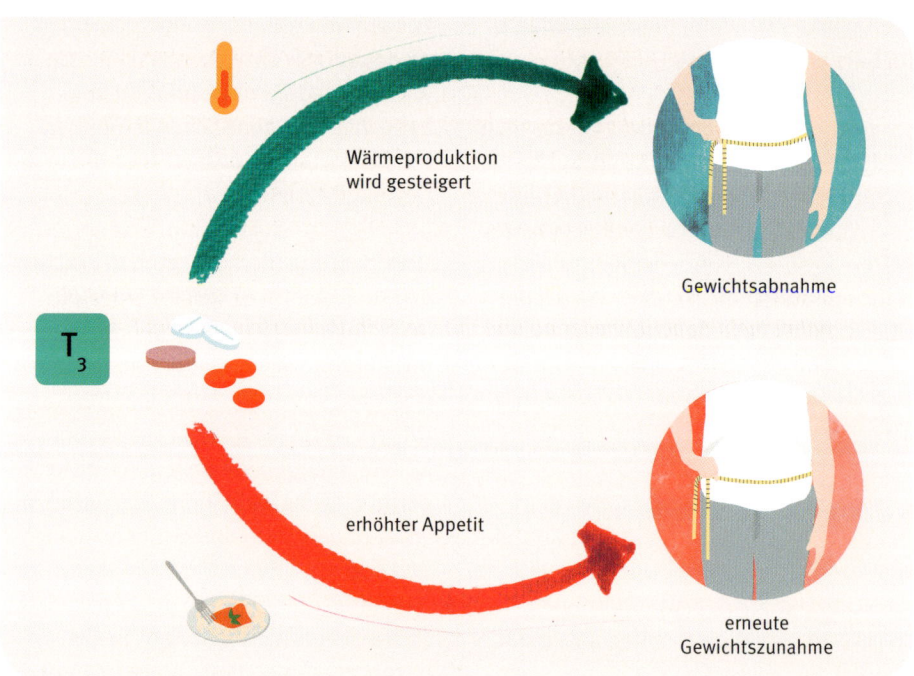

wichtsentwicklung und das Essverhalten genau beobachtet und ggf. die Medikation auch kurzfristig angepasst werden. Bei einer Überfunktion kann zudem die Insulinwirkung reduziert sein, es entsteht oder verstärkt sich eine Insulinresistenz.

Monika, 48 Jahre

Zu viel Hormon bewirkte das Gegenteil

>> *Seit über zehn Jahren war bei mir ein Schilddrüsenknoten rechts bekannt. Er wurde regelmäßig kontrolliert, aber dann war er plötzlich deutlich gewachsen, weswegen mir zur Operation geraten wurde. Meine größten Bedenken waren, dass ich nach der Operation Gewicht zunehmen würde. Der Operateur meinte, ich müsse mir deswegen keine Gedanken machen, da ja nur eine Seite der Schilddrüse entfernt würde und ich nach der Operation natürlich Schilddrüsenhormon bekommen würde. Ich erhielt nach der Operation eine relativ hohe Schilddrüsenhormondosis in Kombination mit Jod (Thyronajod 125) und fühlte mich damit aber nicht wohl, hatte großen Appetit und ... nahm zu. Daher wurde die Medikation auf Novothyral (noch höhere Dosis ohne Jod und mit T3-Anteil) geändert, was die Sache nicht besserte. Daraufhin wandte ich mich an eine andere Ärztin, die meinte, ich solle Schweineschilddrüsenhormon einnehmen, das würde mir besser bekommen, sie hätte damit beste Erfahrungen gemacht. Dadurch wurde aber die Schilddrüsenhormondosis noch weiter gesteigert. Es stellte sich heraus, dass das der völlig falsche Weg war. Je mehr Schilddrüsenhormon ich nahm, desto mehr nahm ich zu, insgesamt fast 15 kg in einem Jahr. – Gerade das, wovor ich mich so gefürchtet hatte, war eingetreten. Nachdem wir die Dosierung langsam wieder reduziert hatten, nahm mein Appetit wieder ab und mit viel Selbstbeherrschung beim Essen und mit Sport wanderte mein Gewicht erstmals seit der OP nicht mehr nach oben, sondern langsam nach unten.* ◄

Schilddrüse und Diabetes

Als ob ein Diabetes allein nicht schon belastend genug wäre, kommt bei Diabetikern häufig auch noch die Schilddrüse mit ins Spiel. Lernen Sie die wichtigsten Wechselwirkungen kennen.

Schilddrüsenstoffwechsel und Glukosestoffwechsel hängen zusammen. Insbesondere Diabetiker mit Schilddrüsenerkrankungen sollten darüber informiert sein. Aber auch Schilddrüsenpatienten, bei denen bisher keine Glukosestoffwechselstörung bekannt ist, können durch Hypo- oder Hyperthyreose Blutzuckerschwankungen entwickeln. Diabetiker, die bisher keine Schilddrüsenerkrankung haben, sollen regelmäßig darauf untersucht werden, da es durch Neumanifestation einer Schilddrüsenstoffwechselstörung zu erheblichen und möglicherweise auch gefährlichen Blutzuckerschwankungen kommen kann.

Autoimmunerkrankungen der Schilddrüse können kombiniert mit anderen endokrinologischen Störungen vorkommen. Besonders Typ-I-Diabetiker (jugendlicher insulinpflichtiger Diabetes, bei dem durch autoimmune Störung der Inselzellen des Pankreas die Insulinproduktion gestört ist) sind gefährdet, auch eine Autoimmunthyreoiditis zu entwickeln. Diese kann auch zeitversetzt Jahrzehnte nach Diagnose des Diabetes auftreten oder sich bereits im jugendlichen Alter manifestieren. Daher sollten insbesondere bei Typ-I-Diabetikern (und ganz besonders bei Frauen, die häufiger Autoimmunerkrankungen der Schilddrüse entwickeln) regelmäßig (jährlich) die Schilddrüsenfunktion überprüft werden. Frauen mit einem Typ-I-Diabetes entwickeln häufiger eine Schilddrüsenentzündung nach einer Schwangerschaft, meist im ersten Jahr nach der Entbindung. Diese kann dann in eine chronische Autoimmunthyreoiditis übergehen.

Schwangerschaft. Vor allem bei Kinderwunsch und in der Schwangerschaft ist

bei Diabetikerinnen zu verhindern, muss ggf. die bisherige Schilddrüsenhormonsubstitution angepasst werden.

Blutzucker und Schilddrüsenfunktion

Schilddrüsenfunktionsstörungen kommen bei Diabetikern (nicht nur bei Typ-I-Diabetikern) häufiger vor als in der Normalbevölkerung. Diabetiker mit schlechter Stoffwechseleinstellung können stärkere Veränderungen anderer Hormonparameter, besonders der Schilddrüsenhormone, aber auch der Sexualhormone entwickeln. Andererseits können bei bisher gut eingestellten Diabetikern Schilddrüsenfunktionsstörungen zu Blutzuckerschwankungen führen. Beide Systeme darf man daher nicht getrennt voneinander betrachten. Bei unklaren Blutzuckerschwankungen muss man an eine Schilddrüsenfunktionsstörung als Ursache denken, bei lang anhaltenden Schilddrüsenfunktionsstörungen (besonders bei Morbus Basedow und Schilddrüsenautonomie) sollten regelmäßig auch die Werte des Glukosestoffwechsels überprüft werden.

eine gute Schilddrüsenhormonversorgung der Diabetikerin besonders wichtig. Sowohl Blutzuckerschwankungen als auch insbesondere eine Schilddrüsenunterfunktion können die gesunde Entwicklung des Kindes erheblich beeinträchtigen.

Wechseljahre. Eine ähnliche Situation ergibt sich in den Wechseljahren. Wenn eine Hormonsubstitution erfolgt, ändert sich oft auch der Schilddrüsenhormonbedarf. Um Schwankungen der Blutzuckerwerte, insbesondere Unterzuckerungen

Nora, 29 Jahre
Nach der Schwangerschaft entwickelte sich Hashimoto

》 Ich hatte seit meinem 6. Lebensjahr Diabetes, habe mich für eine Insulinpumpe entschieden und war gut eingestellt. Ich wusste, dass ich ein erhöhtes Risiko hatte, eine Autoimmunthyreoiditis zu entwickeln, aber bei meinen jährlichen Untersuchungen war bisher nichts aufgefallen. Als ich dann schwanger wurde, wurde ich von meinen Ärzten aufgeklärt, dass meine Schilddrüsenwerte in und nach der Schwangerschaft regelmäßig überprüft werden sollen. Unsere Tochter war gerade 6 Monate alt, als ich unruhig wurde, schwitzte und unterschiedlich viel Insulin brauchte. Ich stillte noch und schob es auf die Hormone, seitens der Ärzte wurde aber gleich eine Untersuchung der Schilddrüse durchgeführt. Ich hatte eine leichte Überfunktion, nach einigen Wochen dann eine Unterfunktion, meine Schilddrüse sah im Ultraschall auffällig aus und man diagnostizierte eine Schilddrüsenentzündung. Bis heute habe ich Antikörper behalten und muss regelmäßig Schilddrüsenhormone einnehmen. Jetzt wird es als Übergang in eine Autoimmunthyreoiditis vom Typ Hashimoto bezeichnet, begleitend zu meinem Diabetes Typ I, aber ich kann gut damit leben, fühle mich wohl und bin froh über unsere kleine Tochter. Auch an ein zweites Kind denken wir derzeit. Ich weiß, worauf ich achten muss, und es lässt sich ja alles gut behandeln.

Heinz, 72 Jahre
Man warf mir Diätfehler vor, dabei hatte ich plötzlich Basedow

Bei mir ist seit Jahren ein Diabetes bekannt. Plötzlich schwankten meine Blutzuckerwerte, keine neue Insulindosis konnte gefunden werden, ich schwitzte viel, mein Herz raste und war unrhythmisch, meine Leberwerte und vor allem auch meine Muskelenzyme stiegen stark an. Ich musste ins Krankenhaus, wo man zunächst die Symptome alle auf den entgleisten Diabetes zurückführte und mir Diätfehler vorwarf. Als man sich schwankende Blutzuckerwerte auch unter strenger Diät nicht erklären konnte, wurde nach weiteren Ursachen gesucht und ein Basedow entdeckt. Ich musste starke Tabletten einnehmen, die aber meine Leberwerte und auch die CK (Muskelenzym) noch stärker anhoben. Bisher hatte ich nie Probleme mit der Schilddrüse. Mir ging es sehr schlecht, ich hatte starke Schmerzen. Erst mit der Operation konnte mein Zustand stabilisiert werden. In der ganzen Zeit der Überfunktion musste ich ständig den Blutzucker kontrollieren und andere Insulindosen spritzen, mal ganz viel, dann plötzlich wieder viel weniger, keine Diätsünden durfte ich mir erlauben.

Eine Überfunktion erhöht den Blutzucker

Schilddrüsenüberfunktionen führen häufig zu Glukosetoleranzstörungen, bei Diabetikern entgleist dadurch evtl. die Stoffwechsellage, bei Patienten mit latentem oder unbekannten Diabetes führt die Verschlechterung der Zuckerstoffwechsellage zur Manifestation des Diabetes oder zumindest zu latenten Glukosestoffwechselstörungen. Mehrere Mechanismen führen dazu:

- Eine Hyperthyreose verstärkt die Insulinresistenz, es muss mehr Insulin ausgeschüttet werden, um den Blutzucker im Normbereich zu halten. Beim Gesunden schafft das die Bauchspeicheldrüse ohne Probleme, zumindest für eine begrenzte Zeit. Ist die Insulinproduktion jedoch schon am Limit und eine weitere Steigerung nicht möglich, steigt der Blutzucker an, ein Diabetes manifestiert sich.
- Die Insulinproduktion ist bei adipösen Patienten meist schon in Ruhe erhöht, weil bereits eine beginnende Insulinresistenz besteht. Gerade bei diesen Patienten muss daher eine Überfunktion z. B. durch eine zu hohe Schilddrüsenhormondosis vermieden werden. Hier muss vor allem mit einer T3-Substitution kritisch umgegangen werden, da diese rascher auch zu einer Überfunktion führen kann.
- Durch die Schilddrüsenüberfunktion wird im Magen-Darm-Trakt die Glukoseresorption beschleunigt, der Blutzucker nach dem Essen steigt rasch und verstärkt an, eine höhere Insulinausschüttung ist erforderlich, manchmal aber nicht sofort möglich. Dies führt zu besonders starken Blutzuckeranstiegen nach dem Essen.
- Eine Überfunktion führt zu einer verstärkten Glukosefreisetzung aus der Leber, wodurch der Blutzucker steigt, dadurch wird verstärkt Insulin ausgeschüttet, wodurch der Insulinspiegel steigt. Bei ständig hohem Insulinspiegel entwickelt sich die oben schon beschriebene Insulinresistenz, sonst würden auch Unterzuckerungen drohen.
- Die Insulinsekretion wird durch eine Hyperthyreose zusätzlich gehemmt, sodass der erhöhte Bedarf an Insulin nicht zur Verfügung gestellt werden kann.

Das heißt: Hyperthyreose führt zur Hyperglykämie. Und das betrifft nicht nur die manifeste Hyperthyreose, sondern auch latente Formen (nur TSH niedrig, aber freie Schilddrüsenwerte normal). Begleitend steigen auch die Triglyceride (andere Blutfette als das Cholesterin).

Eine Unterfunktion kann zu Unterzuckerung führen

Bei einer Schilddrüsenunterfunktion hingegen fallen niedrige Blutzuckerwerte auf. Diabetiker, insbesondere solche, die Insulin spritzen oder insulinfördernde Medikamente nehmen, neigen dann zu Unterzuckerungen. Auch hierfür gibt es mehrere Ursachen:

> **Wichtig: ausreichende Jodversorgung**
>
> Diabetiker haben wahrscheinlich auch einen stärkeren Jodmangel, da sie vor allem bei Störungen im Bereich der Niere mit dem Urin mehr Jod verlieren. Eine ausreichende Jodversorgung ist besonders wichtig, vor allem in Phasen mit einem erhöhten Jodbedarf (Schwangerschaft, Stillzeit), um eine Struma- und ggf. Knotenentwicklung zu verhindern.

- Die Insulinsensitivität ist erhöht, das Insulin wirkt also stärker blutzuckersenkend, es muss weniger Insulin aus der Bauchspeicheldrüse ausgeschüttet werden, um den gleichen blutzuckersenkenden Effekt zu erzielen. Der Insulinbedarf sinkt also.
- Die Aufnahme der Glukose aus dem Magen-Darm-Trakt nach dem Essen ist verzögert.
- Die Glukosebildung und Ausschüttung aus der Leber sind reduziert, sodass die Gegensteuerung bei drohender Unterzuckerung schlecht funktioniert.
- Wenn dann auch noch der Appetit reduziert ist, werden auch mit der Nahrung weniger Kohlenhydrate zugeführt.

Das heißt, mehr Insulin und weniger Glukose sind im Blut vorhanden, eine Hypothyreose führt zur Hypoglykämie. Bei Diabetikern muss die blutzuckersenkende Medikation (Insulin oder Tabletten) vorübergehend reduziert werden, bis die Schilddrüsenstoffwechsellage durch eine Schilddrüsenmedikation normalisiert ist. Dabei muss man wissen, dass die Neigung zur Unterzuckerung bereits bei latenter Hypothyreose besteht (TSH erhöht, aber freie Werte normal). Der obere Grenzwert des TSH wird bei Diabetikern kritischer gesehen, schon ab einem TSH von knapp über 2 µU/ml kann die Gefahr einer Unterzuckerung bestehen. Da eine latente Hypothyreose auch zu Gewichtszunahme und Cholesterinanstiegen führt und Blutdruckveränderungen hervorrufen kann, ist dann auch das Herz-Kreislauf-Risiko insgesamt erhöht. Aber auch umgekehrt beeinflusst ein schlecht eingestellter bzw. entgleister Diabetes (durch Diätfehler, Medikamentenfehler, begleitende Erkrankungen …) den Schilddrüsenstoffwechsel. Es kann zum sogenannten »Low-T3-Syndrom« (Seite 71) kommen. In solchen Fällen macht es keinen Sinn, das richtige T3 zuzuführen, beseitigt werden muss die Ursache für das niedrige T3, also die Erkrankung, in unserem Fall muss die Diabeteseinstellung verbessert werden, dann normalisiert sich die Schilddrüsenfunktion von allein.

Metformin senkt auch den TSH-Spiegel

Man hat festgestellt, dass Metformin, das am häufigsten eingesetzte Medikament bei Typ-II-Diabetikern, den TSH-Spiegel senkt. Der Mechanismus ist nicht sicher bekannt, diskutiert wird eine Reduktion der TSH-Sekretion in der Hirnanhangsdrüse. Wahrscheinlich verbessert Metformin daher nicht den Schilddrüsenstoffwechsel selbst. Da der TSH-Wert aber der wichtigste Laborparameter der Schilddrüsenfunktion ist, muss dieser bei Patienten, die Metformin einnehmen, kritischer betrachtet werden:

- Der TSH-Spiegel ist bei gleichen peripheren Hormonen niedriger, ein niedriger TSH-Wert ist daher nicht unbedingt gleichbedeutend mit einer Überfunktion.
- Ein höherer TSH-Spiegel deutet eher auf eine Unterfunktion hin, daher sollte der obere Grenzwert des TSH bei diesen Patienten nicht so hoch liegen.

Durch die TSH-Senkung kann aber eventuell ein positiver Effekt auf Schilddrüsenvolumen und Knoten erzielt werden, denn der TSH-Reiz auf die Schilddrüse führt unbehandelt zur Volumenzunahme sowie Knotenbildung und -wachstum. Da Insulin ein Wachstumsfaktor für Schilddrüse, Knoten und bösartige Neubildungen in der Schilddrüse ist und Metformin indirekt den Insulinspiegel senkt, ergeben sich für Diabetiker evtl. therapeutische Möglichkeiten. Zudem hat Metformin wahrscheinlich auch einen direkten wachstumshemmenden Effekt auf die Schilddrüse. Unter Metformin haben und entwickeln Diabetiker weniger Strumen und Knoten. Größere Studien fehlen aber noch. Metformin ist allein für die Indikation Struma und Schilddrüsenknoten nicht zugelassen. Erweiterungen der Indikation für Adipöse mit hohen Insulinspiegeln und Schilddrüsenknoten oder -karzinomen wären aber in Zukunft denkbar. Gerade die Patienten (Diabetiker und Nichtdiabetiker), die wegen eines Schilddrüsenkarzinoms nach einer Operation hohe Dosen an Schilddrüsenhormon einnehmen müssen, um den TSH-Spiegel zu senken, könnten von einer zusätzlichen Metformineinnahme profitieren, da dann niedrigere Dosen an Schilddrüsenhormon notwendig sind und Überfunktionssymptome gerade bei empfindlicheren älteren Patienten vermieden werden könnten.

> **So wenig Insulin wie nötig!**
>
> Diabetiker und Patienten mit einer Hyperinsulinämie (z. B. Adipöse) haben ein höheres Risiko zur Entwicklung von Schilddrüsenknoten, Schilddrüsenkarzinomen und anderen Karzinomen. Dies ist wahrscheinlich darauf zurückzuführen, dass Insulin ein Wachstumsfaktor ist. Diabetiker, die Insulin spritzen müssen, sollten nicht einfach die Dosis an die Kohlenhydratzufuhr anpassen, sondern eher ihr Leben (Ernährung, Bewegung, Gewicht) so gestalten, dass möglichst wenig Insulin benötigt wird.

Schilddrüse und Herz-Kreislauf-System

Viele meinen, dass das Herz-Kreislauf-System nur bei einer Überfunktion beeinflusst wird. Tatsächlich hat aber auch eine Unterfunktion negative Effekte auf Herzfunktion, Blutdruck und Puls.

In allen Lehrbüchern steht, dass bei einer Schilddrüsenüberfunktion Herzfrequenz und Blutdruck steigen, die Neigung zu Herzrhythmusstörungen, besonders zu Vorhofflimmern, zunimmt und somit insgesamt das Herz-Kreislauf-Risiko erhöht ist. Herzinfarkt und Schlaganfall als extreme Folgeerkrankungen sind möglich. Das ist auch alles richtig, nur wurde die Kehrseite vergessen, nämlich die ebenfalls schädlichen Effekte einer Unterfunktion.

Eine Unterfunktion vermindert die Herzkraft

In der Unterfunktion nimmt die Herzkraft ab, da die Energieproduktion in den Herzmuskelzellen reduziert ist. Folglich wird weniger Blutvolumen bei einem Herzschlag ausgeworfen. Zudem nimmt häufig die Schlagfrequenz des Herzens ab. Erkennbar ist das an einem reduzierten und schwachen Puls. Unter Belastung muss daher das Herz wesentlich schneller schlagen, um das höhere notwendige Blutvolumen durch die Gefäße zu pumpen (der Sauerstoffbedarf ist unter Belastung ja erhöht und nur Blut transportiert diesen aus der Lunge zu den Geweben). Damit die wichtigen Gewebe genug Sauerstoff bekommen, kommt es häufig als Spareffekt zu einer Gefäßverengung z. B. in den Händen und Füßen (Symptom der kalten Hände und Füße wegen geringerer Durchblutung). Um das Blut besser mit Sauerstoff anzureichern, muss bei Belastung auch die Atemfrequenz stärker erhöht werden. Dies führt dann zu früherer Atemnot bei Belastung, wie dies bei Patienten mit Herzerkrankungen bekannt ist. Bei Patienten mit Atemnot sollten daher nicht nur die Funktionen von Lunge

und Herz, sondern auch die Schilddrüsenfunktion untersucht werden.

Bluthochdruck. Die Unterfunktion hat auch Einfluss auf andere Hormone, so z. B. auf das Vasopressin, ein blutdruckregulierendes Hormon. Es kann verstärkt ausgeschüttet werden und daher bei einer Unterfunktion zu einem Blutdruckanstieg führen, der das Herz zusätzlich belastet (es muss ja das Blut gegen den hohen Druck auswerfen). Nach Lehrbuch ist ein Bluthochdruck eigentlich Symptom einer Überfunktion. Bei Patienten mit Bluthochdruck sollte daher immer auch eine Untersuchung der Schilddrüsenstoffwechsellage erfolgen. Wenn eine Unterfunktion festgestellt wird, kann der Bluthochdruck unter Schilddrüsenhormonsubstitution verschwinden, ohne dass dafür Blutdruckmedikamente notwendig sind.

Ödeme. Die Durchlässigkeit der kleinen Gefäße steigt bei Unterfunktion. Daher kann es zu Wassereinlagerungen in Gewebe (Ödemen) kommen. Auch das Herz kann davon betroffen sein (Erguss im Herzbeutel bei starker Unterfunktion), was die Herzfunktion behindert.

Cholesterin. Außerdem steigt das Cholesterin, besonders das schlechte LDL-Cholesterin bei Unterfunktion, sodass das Risiko für Arteriosklerose auch und besonders im Bereich der Herzkranzgefäße steigt. Zudem wird offenbar auch die Gerinnung dahingehend beeinflusst, dass die Fließbarkeit des Blutes reduziert ist. Dadurch ist insgesamt das Herzinfarktrisiko bei Patienten mit Unterfunktion erhöht.

Einschleichend dosieren. Besonders wichtig ist es zu bedenken, dass bei älteren Patienten mit evtl. schon vorgeschädigten Gefäßen und belastetem Herzen eine Unterfunktion langsam ausgeglichen werden muss, denn der durch das Schilddrüsenhormon ausgelöste Herzfrequenzanstieg, die stärkere Belastung des Herzens durch die Grundumsatzsteigerung (Erhöhung des Sauerstoffbedarfs), darf das Herz nicht überlasten. Insbesondere eine Substitution mit T3-Präparaten ist bei solchen Patienten kritisch zu sehen. Einschleichende Therapien (außer in Notfallsituationen) mit anfangs maximal 25, oft auch nur 12,5μg L-Thyroxin sind zu realisieren unter kurzfristiger Kontrolle und Dosisanpassung.

Wolfgang, 63 Jahre

Ich brauchte keine Blutdrucksenker, sondern Schilddrüsenhormon

❯❯ *Ich musste schon einige Jahre Blutdruckmedikamente nehmen, habe mich damit aber nie wohlgefühlt. Der Blutdruck war zwar wieder normal, aber ich war oft müde, hatte Schlafstörungen, war antriebslos und nahm an Gewicht zu. Als endlich mal die Hormone untersucht wurden, stellte man eine leichte Unterfunktion bei kleiner Schilddrüse und eine Autoimmunthyreoiditis fest und ich bekam Schilddrüsenhormon. Daraufhin konnten die Blutdruckmedikamente reduziert werden, weil mein Blutdruck immer gut war, nach einiger Zeit konnten sie ganz abgesetzt werden. Bis heute liegt der Blutdruck stabil bei 120/80 – ohne Blutdrucksenker. Mein Schilddrüsenhormon nehme ich in stabiler Dosierung. Ich bin felsenfest der Meinung, dass ich nie Blutdrucktabletten gebraucht hätte. Mein Befinden hat sich deutlich gebessert, ich bin wieder viel leistungsfähiger und stressresistenter geworden, schlafe gut und habe abnehmen können.* ❮

Bei Überfunktion rast das Herz

Mit zunehmendem Alter steigt die Zahl der autonomen Knoten bei den Patienten, manchmal sind sie unerkannt vorhanden. Hier besteht ein erhöhtes Risiko einer Stoffwechselentgleisung in Richtung Überfunktion z. B. bei einer hohen Jodzufuhr im Rahmen von den in Deutschland häufig zur Abklärung von Herzbeschwerden durchgeführten Herzkatheteruntersuchungen (siehe folgendes Fallbeispiel). Vor solchen Untersuchungen wird daher immer eine TSH-Bestimmung durchgeführt, außer im Notfall (bei akut drohendem Herzinfarkt). Auch jodhaltige Medikamente gegen Herzrhythmusstörungen (z. B. Amiodaron) können bei Vorhandensein von Autonomien in der Schilddrüse Überfunktionen auslösen oder verstärken. Folge der Überfunktion ist eine Anregung des Kreislaufs mit Herzfrequenz- und Blutdruckerhöhung. Mit zunehmendem Alter und empfindlicheren Herzen steigt das Risiko für Herzrhythmusstörungen, besonders auch für Vorhofflimmern (mit der Gefahr der Thrombusbildung in den Vorhöfen und damit Schlaganfallgefahr). Daher sollte auch eine dauerhafte Überfunktion (z.B. auch dauerhaft supprimiertes TSH bei normalen freien Schilddrüsenwerten) vermieden werden, besonders bei älteren Patienten oder wenn schon Herzrhythmusstörungen bekannt sind.

Thorsten, 55 Jahre
Herzinfarkt und Schilddrüsenüberfunktion

>> *Schon länger hatte ich bei größeren körperlichen Belastungen Herzschmerzen und Atemnot. Ich habe es auf meine Untrainiertheit zurückgeführt. Als Manager habe ich mir wenig Zeit für Sport und Ausgleich genommen. Zur Stressbewältigung habe ich auch viel geraucht. Mein Vater war mit 62 an einem Herzinfarkt verstorben. Dann krampfte sich mein Herz während einer Autofahrt dermaßen zusammen, dass ich anhalten musste und den Notarzt anrief. Mit Verdacht auf Herzinfarkt wurde ich sofort ins Krankenhaus gebracht und es erfolgte eine Herzkatheteruntersuchung, bei der gleich mehrere Stents eingelegt wurden. Das war meine Rettung, aber einige Tage nach dem Eingriff ging es mir ganz schlecht. Das Herz raste, ich schwitzte, war unruhig. Ich dachte, es seien Entzugssymptome, weil ich keine Zigarette mehr sehen wollte. Dann wurde aber eine Schilddrüsenüberfunktion festgestellt und eine Untersuchung der Schilddrüse ergab mehrere Knoten, von denen ich bisher nichts wusste. Im Szintigramm sah man aber nichts wegen des Jods im Kontrastmittel bei der Herzkatheteruntersuchung. Dennoch wurden heiße Knoten als Ursache vermutet, und ich musste Medikamente gegen die Überfunktion nehmen. Einige Monate später konnte dann eine Radiojodtherapie durchgeführt werden und die heißen Knoten wurden beseitigt.*

Schilddrüse und Knochen

Schilddrüsenhormone haben einen großen Einfluss auf die Knochen. Dabei ist besonders das erhöhte Osteoporoserisiko bei Überfunktionen zu beachten.

Osteoporoseneigung bei Überfunktion

Schilddrüsenhormone regen die Aktivität unterschiedlicher Knochenzellen an. So werden sowohl die Osteoblasten (knochenaufbauende Zellen) als auch die Osteoklasten (knochenabbauende Zellen) stimuliert. Dabei überwiegen aber die abbauenden Prozesse, sodass es insgesamt zu Knochenverlust kommt. Nicht nur die Schilddrüsenhormone selbst, sondern auch das TSH hat möglicherweise einen Einfluss. Dabei hemmt TSH wahrscheinlich die Osteoklasten. Ist das TSH durch eine Überfunktion reduziert, fällt also zusätzlich diese Hemmung weg. Möglicherweise ist dieser Doppeleffekt auf die knochenabbauenden Zellen der Grund für den Knochenverlust, obwohl auch knochenaufbauende Zellen stimuliert werden. Eine Überfunktion führt außerdem zu einem erhöhten Kalziumverlust über die Niere. Der Knochenverlust ist nach Beendigung der Überfunktion zumindest z. T. reversibel. Daher sind die Therapie, die frühzeitige Erkennung und die Vermeidung einer Überfunktion unter Schilddrüsenhormontherapie von Bedeutung.

Erhöhtes Osteoporoserisiko nach der Menopause

Es gibt Hinweise, dass der negative Einfluss auf die Knochen auch schon bei latenter Überfunktion (niedriges TSH, aber normale freie Schilddrüsenwerte) besteht. Das ist besonders wichtig für Frauen nach der Menopause, die durch den entstehenden Östrogenmangel sowieso ein erhöhtes Osteoporoserisiko haben (Verstärkung des Östrogenmangel-

Osteoporosetherapie eingeleitet werden oder auch an eine zusätzliche Östrogentherapie bei Frauen gedacht werden.

Eine Schilddrüsenhormonsubstitution im normalen TSH-Bereich hat keinen negativen Effekt auf den Knochenstoffwechsel.

Die Rolle von Vitamin D

Angemerkt sei hier noch die besondere Bedeutung des Vitamin D für die Knochen. Nur bei ausreichender Versorgung kann genügend Kalzium aus der Nahrung resorbiert und in die Knochen eingebaut werden. Eine alleinige Kalziumeinnahme ist daher nicht sinnvoll, es muss sichergestellt werden, dass das Kalzium auch da ankommt, wo es hinsoll. Da wir in einem Vitamin-D-Mangelgebiet wohnen, ist besonders im Winter keine ausreichende Vitamin-D-Bildung durch Sonneneinstrahlung in der Haut möglich.

effektes auf den Knochen durch Schilddrüsenüberfunktion). Insbesondere bei dieser Patientengruppe sollte daher bei der Schilddrüsenhormontherapie oder auch bei Erkrankungen, die zur Überfunktion führen, besonderes Augenmerk auf die Knochen gelegt werden.

Man kann im Labor Knochenstoffwechselparameter überprüfen (Osteocalcin und Beta-Crosslaps sowie die alkalische Phosphatase im Blut, Desoxypyridinolin im Urin) und die Knochendichte bestimmen (am besten mit der sog. DXA-Methode). Zu niedrige TSH-Werte, die eine Überfunktion anzeigen, sollten besonders bei Frauen nach der Menopause vermieden werden. Eine Ausnahme stellen Patienten dar, die nach einem Schilddrüsenkarzinom hohe Dosen an Schilddrüsenhormon bekommen müssen. Bei diesen muss ggf. eher eine spezifische

Knochenveränderungen bei Unterfunktion

Der Knochen unterliegt einem ständigen Umbau und damit einer Anpassung an die jeweiligen Belastungen. Die Knochenumbaufähigkeit nimmt bei einer Unterfunktion ab. Es wird zwar nicht wie bei der Überfunktion vermehrt Knochenmasse abgebaut, aber auch nicht so gut aufgebaut. Die Knochendichte ist zwar nicht reduziert, aber die Knochenqualität scheint beeinträchtigt, was auch die Brüchigkeit fördert.

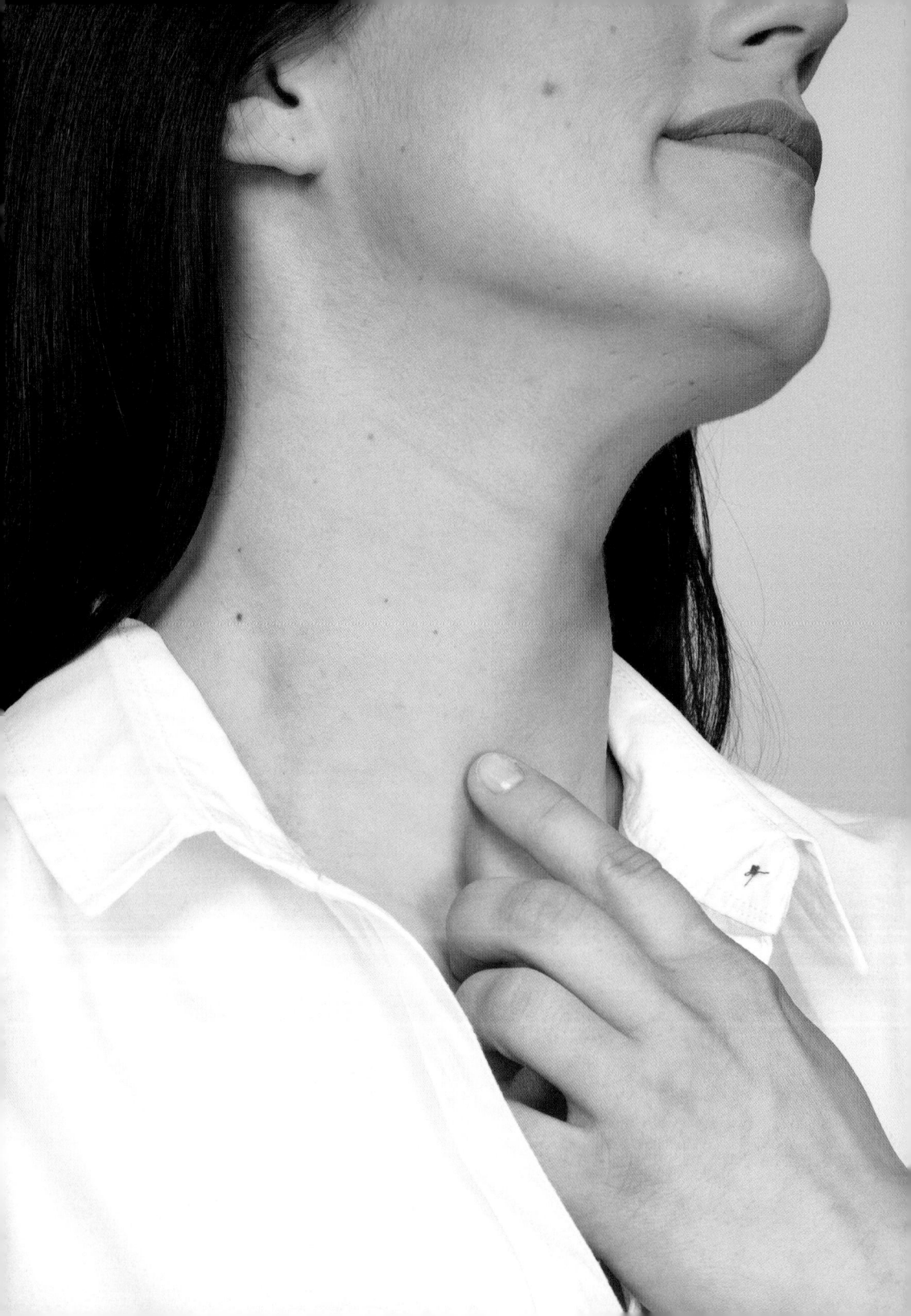

Die Schilddrüse untersuchen

Den Ärzten steht ein ganzes Arsenal an Untersuchungsmethoden zur Verfügung. Oft reichen jedoch die Labortests und eine Sonografie aus.

Der Arztbesuch

Wenn Sie oder Ihr Arzt den Verdacht haben, dass eventuell eine Schilddrüsenerkrankung vorliegt, dann ist Ihre Schilderung der Krankheitszeichen der erste und wichtigste Wegweiser.

Ihr Arzt wird Ihnen Fragen stellen, die ihm Aufschluss über die bei Ihnen möglicherweise vorliegende Schilddrüsenerkrankung geben (Anamnese). Die wichtigsten Symptome, die besprochen werden sollten, finden Sie auf Seite 67. Er wird Sie ansehen und die Halsregion abtasten. Da Erkrankungen der Schilddrüse sich auf fast alle Organsysteme auswirken, kommen je nach Symptomatik hinzu: Blutdruck, Puls, Herz abhören, ggf. EKG, Gelenke inspizieren, Augen untersuchen, Haut ansehen etc. Weiteren Aufschluss über die genaue Schilddrüsenfunktion und Struktur geben Labor, Sonografie und weiterführende technische Untersuchungen.

Manche Schilddrüsenerkrankungen sieht man durch bloßes Hinsehen oder beim Zurückneigen des Kopfes (Vergrößerungen der Schilddrüse). Andere kann man z.B. ertasten oder sie zeigen sich nur im Ultraschall (z.B. kleinere Knoten). Auch gerötete Augen und geschwollene Lider, vermehrter Tränenfluss, Lichtempfindlichkeit oder Doppelbilder können Zeichen einer Schilddrüsenerkrankung sein.

Einige Schilddrüsenuntersuchungen können nur von Fachärzten durchgeführt werden (Szintigrafie nur beim Nuklearmediziner/Radiologen), während fast alle Ärzte heutzutage die Möglichkeit haben, eine Ultraschalluntersuchung durchzuführen.

Was Sie vor dem Arztbesuch beachten sollten

Bei manchen Ärzten können Sie schon während des Wartens einen Schilddrüsen-Fragebogen ausfüllen. Sie können

einnehmen sollen oder nicht. Dies wird nicht einheitlich gehandhabt. Sinnvoll ist es aber, wenn die Schilddrüsenhormone am Morgen vor der Blutentnahme nicht genommen werden. Anderenfalls werden bei Messung der freien Schilddrüsenhormone evtl. falsch zu hohe Werte gemessen und die Schilddrüsenhormondosierung dann evtl. unnötig reduziert.

Ultraschalluntersuchung (Sonografie)

Die Ultraschalluntersuchung (Sonografie) setzt als diagnostisches Mittel Schallwellen hoher Frequenz ein, die vom menschlichen Gehör nicht wahrnehmbar sind. Der Arzt trägt ein wässriges Gel auf den Hals auf und »fährt« dann mit dem Schallkopf mehrfach über den Bereich. Die von den einzelnen Geweben unterschiedlich reflektierten Schallwellen geben ein Bild der beschallten Körperbereiche. Je stärker die Schallwellen von einem Gewebe zurückgeworfen werden, desto heller erscheint es im Bild (echoreich). Als echoarm werden Bereiche bezeichnet, die wenig Wellen zurückwerfen (im Bild dunkel). So ist z. B. Flüssigkeit in Gefäßen oder Zysten schwarz.

sich auch selbst vorab schon Notizen machen (Schilddrüsenerkrankungen in der Familie, eigene Vorerkrankungen, Operationen etc.). Nehmen Sie auch vorhandene Vorbefunde mit (falls es viele sind, chronologisch geordnet).

Nüchtern müssen Sie übrigens nicht sein, wenn Sie zu einer reinen Schilddrüsenuntersuchung kommen. Ist jedoch abgesprochen, dass über die Schilddrüse hinaus noch andere Blutuntersuchungen durchgeführt werden sollen (z. B. Blutfett oder Blutzucker), müssen Sie nüchtern erscheinen, worauf Sie jedoch bei der Terminabsprache hingewiesen werden. Meist wird der Termin daher auf die frühen Morgenstunden gelegt. Vor dem Besuch muss Ihnen auch vonseiten der Praxis mitgeteilt werden, ob Sie Schilddrüsenpräparate, die meistens morgens eingenommen werden, vor dem Besuch

Die Untersuchung hat keine Nebenwirkungen und kann beliebig oft wiederholt werden. Sie wird daher vor weitergehenden apparativen Untersuchungen eingesetzt und ist bestens zur Verlaufsbeobachtung geeignet.

Es ist jedoch nicht möglich, allein durch die Sonografie eine definitive Diagnose zu stellen, da nur strukturelle Veränderungen sichtbar werden, jedoch keine Aussagen zur Schilddrüsenfunktion gemacht werden können. Werden Knoten gefunden, stellen die Patienten oft sofort die Frage, ob diese Knoten kalt oder warm sind. Diese Aussage erfordert eine weitergehende funktionelle Diagnostik (mehr erfahren Sie hierzu im Kapitel »Szintigrafie«, Seite 74).

Was kann bei der Ultraschalluntersuchung beurteilt werden?

Da die Schilddrüse direkt unter der Haut liegt, ist sie für die Sonografie sehr gut zugänglich. Durch Drehung des Schallkopfes können Längsschnitte und Querschnitte durch den Halsbereich dargestellt werden. Beurteilt werden können die Lage, Form und Größe, die Struktur im Vergleich zu umgebenden Geweben wie der Muskulatur und ob Strukturunregelmäßigkeiten oder Knoten vorhanden sind. Abschließend wird auch die Durchblutung der Schilddrüse beurteilt.

Immer werden auch andere Strukturen im Halsgebiet mit beurteilt (z. B. Lymphknoten). Auch die Halsgefäße können bei dieser Gelegenheit mit untersucht werden (Verkalkungen?). Die Nebenschild-

❤ Mit der Sonografie lässt sich das Schilddrüsengewebe gut darstellen.

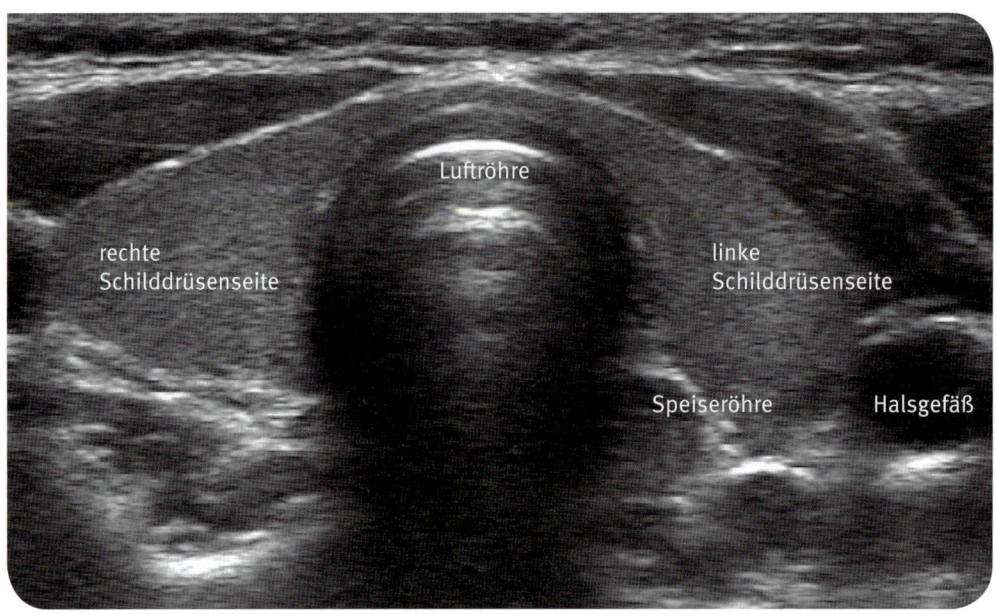

drüsen sind in der Regel nicht einsehbar, nur bei Vergrößerung.

Ist meine Schilddrüse normal groß?

Zur Größenbestimmung der Schilddrüse werden der rechte und der linke Schilddrüsenlappen separat vermessen in allen drei Dimensionen (im Längsschnitt kann man Länge und Tiefe messen, im Querschnitt Breite und Tiefe). Mit der vereinfachten Volumenformel kann man aus Länge × Breite × Tiefe in cm durch 2 das Volumen seitengetrennt in ml ermitteln. Die Volumina beider Seiten zusammen ergeben dann das Gesamtvolumen der Schilddrüse. Oft ist die linke Schilddrüsenseite etwas kleiner als die rechte, da auf der linken Seite hinter Kehlkopf und Schilddrüse die Speiseröhre liegt. Der Vergleich des ermittelten Volumens mit dem von Alter und Geschlecht abhängigen Maximalvolumen zeigt dann, ob die Schilddrüse vergrößert ist (siehe Tabelle). Man spricht von Struma. Ein Schilddrüsenvolumen unter 10 ml beim Erwachsenen kann auf eine Schilddrüsenerkrankung (Seite 89) hindeuten. Bei großen Schilddrüsen kommt es vor, dass die unteren Anteile hinter Brustbein und Schlüsselbeinen verschwinden und dadurch nicht mehr beurteilt werden können. Die Schallwellen können Knochen nicht durchdringen und daher dahinterliegende Strukturen nicht mehr abbilden.

Ist das Schilddrüsenvolumen größer als hier angegeben, spricht man von Struma.

Altersgruppe	Volumen in ml (Obergrenze)
Neugeborene	1,5–2
1- bis 2-Jährige	2–3
3- bis 4-Jährige	3
5- bis 6-Jährige	4
7- bis 10-Jährige	6
11- bis 12-Jährige	7
13- bis 14-Jährige	8–10
15- bis 18-Jährige	15
erwachsene Frauen	18–20
erwachsene Männer	25

Die Schilddrüsenstruktur

Die Schilddrüse stellt sich normalerweise heller als die umgebende Muskulatur dar und ist gleichmäßig feinkörnig (fachsprachlich echonormal und homogen). Krankhafte Veränderungen können gleichmäßige Echoarmut (dunklere Struktur als die normale Schilddrüse, z. B. bei Entzündungen) und Inhomogenität (helle und dunkle Abschnitte nebeneinander ebenfalls bei Entzündungen) sein.

Was sind Schilddrüsenknoten?

Knoten in der Schilddrüse sind strukturelle Veränderungen, die nicht die ge-

Elastografie bei Knoten

Tumore und bestimmte entzündliche Veränderungen können zu einer Verhärtung des Gewebes führen und somit die Gewebeelastizität einschränken. Die Elastografie ist eine neue Form der Gewebedichtemessung mittels Ultraschall. Gutartige Knoten zeigen geringe und bösartige Knoten bevorzugt höhergradige Gewebehärte. Der große Vorteil dieser Methode liegt in der kurzen Untersuchungszeit, ohne Nebenwirkungen sind jederzeit Kontrollen möglich. Leider steht diese Methode noch nicht überall routinemäßig zur Verfügung, daher gibt es auch noch keine Studien mit großen Patientenzahlen zu dieser Untersuchungsmethode.

Wann sind Knoten verdächtig?

Wenn mehr als drei der folgenden Kriterien (Malignitätskriterien) vorhanden sind, sollten Knoten weiter untersucht werden:

- > 1–1,5 cm Durchmesser
- echoarm (dunkel)
- rein solide ohne Zysten
- Mikroverkalkungen
- fehlender Halo (dunkler Randsaum)
- zentraler Blutfluss

Weitere Kriterien können auch zum Bösartigkeitsverdacht führen:

- Inhomogenität
- schlechte Abgrenzbarkeit vom umgebenden Gewebe
- die Schilddrüsenkapsel überschreitendes Wachstum
- Kugelform des Knotens (große Oberfläche bei kleinem Volumen)
- im Verlauf rasch wachsend

samte Schilddrüse betreffen, sondern nur lokal zu sehen sind. Auch Knoten werden nach Lage, Größe und Struktur beurteilt. Knoten können hell, dunkel oder beides (inhomogen) sein. Manchmal ist auch Kalk in der Schilddrüse nachweisbar. Die Dokumentation der Lage in der Schilddrüse ist wichtig, um bei Kontrolluntersuchungen genau sagen zu können, ob es sich um denselben Knoten handelt. Hierzu müssen die Ultraschallbilder in beiden Ebenen (Längsschnitt und Querschnitt) archiviert werden (Ausdruck oder Speicherung digital).

Die Farbdopplersonografie

Mit dieser Zusatzmethode kann die Durchblutung der Schilddruse oder einzelner Knoten sichtbar gemacht werden. Die Schilddrüse ist an sich ein sehr gut durchblutetes Gewebe. Sichtbar gemacht wird die Flussgeschwindigkeit in kleinen Gefäßen in der Schilddrüse. Ist diese erhöht, erscheinen rote und blaue Punkte auf dem Bildschirm. Bezirke mit stärkerer Durchblutung können dabei sichtbar werden (z. B. in Knoten). Ist das gesamte Schilddrüsengewebe vermehrt durchblutet, deutet dies auf eine Entzündung hin,

> **Typische Beschwerden bei Schilddrüsenproblemen**
>
> - lokale Beschwerden im vorderen Halsbereich (Kloß-/Engegefühl, Schwellung, Schmerzen)
> - Abneigung gegen hoch schließende Kleidung
> - Luftnot
> - Schluckbeschwerden
> - Heiserkeit
> - Nervosität, Reizbarkeit, innere Unruhe, Überaktivität, Schlafstörungen
> - vermehrtes Schwitzen
> - vermehrter Stuhlgang/Verstopfung
> - Bluthochdruck, schneller Puls, niedriger Blutdruck, langsamer Puls
> - gesteigerter Appetit
> - Gewichtszunahme, -abnahme
> - Müdigkeit, Trägheit, Antriebslosigkeit, Schwäche, Leistungsminderung
> - Neigung zu depressiver Stimmungslage
> - Frieren
> - trockene Haut
> - Haarausfall
> - unerfüllter Kinderwunsch, Zyklusstörungen, Fehlgeburten
> - Augenbeschwerden (Lidschwellungen, Tränen, Jucken, Doppeltsehen, hervortretende Augen
> - Besonderer Augenmerk auf Pilleneinnahme, Schilddrüsenerkrankungen bei Verwandten, frühere Schilddrüsenerkrankungen und aktuelle Medikamente

bei sehr starker Durchblutung besteht der Verdacht auf einen aktiven Morbus Basedow (»flammendes Inferno«).

Zukunftsmusik: Weitere Untersuchungsmethoden

Im Rahmen des Schilddrüsenkongresses im Herbst 2013 wurden weitere neue Methoden der Bildgebung der Schilddrüse vorgestellt. Ziel ist vor allem die kombinierte Darstellung von Struktur und Funktion (computergestützte Fusion von szintigrafischen und sonografischen Bildern). Was bisher nur manuell durch zeitaufwendige intellektuelle Leistung des Untersuchers möglich war (Einzeichnung des nur zweidimensionalen Ultraschallbefundes in das szintigrafische Bild) soll in Zukunft dreidimensional computergestützt möglich sein. Damit soll verhindert werden, dass warme Knoten punktiert werden und es soll eine sichere Zuordnung der Lage von Knoten im dreidimensionalen Raum möglich sein. Dies ist für die Verlaufskontrolle oder für den Operateur wichtig; und vor allem sollen unnötige invasive Diagnostikmethoden und Operationen in Zukunft vermieden werden.

Laboruntersuchungen

Durch die Blutuntersuchungen erfährt der Arzt, welchen Funktionszustand Ihre Schilddrüse hat. Am wichtigsten ist die Bestimmung des TSH-Werts.

Dieser kann z. B. als sogenannter Basalwert ermittelt werden oder im TRH-Test. Bei Abweichungen des TSH vom Normwert besteht immer der Verdacht auf eine Funktionsstörung der Schilddrüse, sodass die Blutanalyse erweitert wird.

Äußerst sensitiv: der TSH-Wert

TSH ist das Steuerhormon, das von der Hypophyse (Hirnanhangdrüse) freigesetzt wird und die Schilddrüsenfunktion reguliert. Ist zu wenig Schilddrüsenhormon im Blut, wird vermehrt TSH ins Blut abgegeben und bringt die Schilddrüse dazu, mehr Schilddrüsenhormon auszuschütten. Ist hingegen zu viel Schilddrüsenhormon im Blut, dann sinkt der TSH-Wert und die Schilddrüse wird weniger zur Hormonproduktion angeregt.

Die Entwicklung von Funktionsstörungen der Schilddrüse ist häufig ein dynamischer Prozess, d. h. durch die Veränderung der Regulation werden die Schilddrüsenhormonkonzentrationen über einen längeren Zeitraum noch im Normbereich gehalten, aber weichen jedoch schon vom »idealen« Wert ab. Die häufigste Konstellation, die dabei auftritt ist: Die Schilddrüsenhormone sind noch normal, aber die TSH-Konzentration hingegen bereits verändert. Man spricht in diesen Fällen auch von latenten Funktionsstörungen.

Welcher TSH-Wert ist normal?
Zu dieser Frage gibt es leider innerhalb der Forschung und Ärzteschaft unterschiedliche Auffassungen. Für lange Zeit galt 4,5 µU/ml als oberer Grenzwert. Heute wird meist angegeben, dass eine

latente Unterfunktion bereits ab einem TSH von 2,5 µU/ml möglich ist.

Bei der Betrachtung des TSH-Wertes zeigt unsere klinische Erfahrung, dass jeder Patient seinen eigenen individuellen Normwert hat (Wohlfühl-TSH). Denn entscheidend ist immer das Befinden des Patienten. Was für den einen ein normaler Wert ist, kann für den anderen schon pathologisch sein. Unter Schilddrüsenhormontherapie wird der TSH-Wert etwas anders betrachtet, hier gelten engere, aber auch individuelle Grenzen, meist wird bei gutem Befinden ein TSH um 1 µU/ml angestrebt.

In Studien hatte sich gezeigt, dass der mittlere TSH-Wert bei Gesunden bei ziemlich genau 1,4 µU/ml liegt. Wir verwenden in der Beurteilung von Laborbefunden als oberen Referenzwert den Wert von 2,0–2,5 µU/ml. Es gibt immer noch viele Labors in Deutschland, die weiter den oberen Referenzwert bei 4–4,5 µU/ml ansetzen.

Wenn eine Schilddrüsenhormontherapie wegen einer Unterfunktion begonnen wird, sinkt der TSH-Spiegel erst nach 4–6-wöchiger konsequenter Einnahme von Schilddrüsenhormon. Werden daher zu frühe TSH-Kontrollen gemacht, kann das zu übermäßig rascher Steigerung der Dosierung und damit zu Überdosierungen an Schilddrüsenhormon führen. Dagegen kann das TSH nach einer überwundenen Hyperthyreose auch langfristig unterdrückt bleiben, ohne dass weiterhin eine Überfunktion vorliegt.

TRH-Test

Der TRH-Test dient dazu, latente Funktionsstörungen zu erkennen und besser einschätzen zu können. Hierzu wird TRH, das übergeordnete Steuerungshormon, als Nasenspray verabreicht; 30 Minuten später erfolgt eine zweite Bestimmung des TSH-Wertes stimuliert. Steigt der TSH-Wert um mehr als 20 µU/ml, besteht evtl. doch eine latente Unterfunktion auch bei basalem normalem TSH. Steigt er um weniger als 5 µU/ml, besteht eine Tendenz zur Überfunktion. Nebenwirkungen des TRH-Sprays können eine leichte Übelkeit sein, selten Kreislaufprobleme. Um Nebenwirkungen zu vermeiden, hilft es, nach der TRH-Gabe etwas zu essen und zu trinken.

Die freien Schilddrüsenhormone messen

Neben der Bestimmung des TSH-Wertes kommt der Messung der beiden Schilddrüsenhormone fT3 und fT4 große Bedeutung zu. Die Referenzwerte sind laborspezifisch in Abhängigkeit des Testverfahrens. Daher müssen hier immer die Normwerte mit angegeben sein, um die Werte einschätzen zu können. Bei Verlaufskontrollen unter Schilddrüsenhormontherapie sollten möglichst neben TSH auch die freien Schilddrüsenhormone bestimmt werden.

fT3 und fT4 werden individuell sehr eng/fein reguliert, sodass hier erst spät Veränderungen nachweisbar sind im Gegensatz zum regulierenden TSH. Insgesamt ist die individuelle Schwankungsbreite der Schilddrüsenhormone deutlich geringer als die Schwankungsbreite des Normbereiches in der Bevölkerung! fT4 im Blut kann als Maß für Hormonproduktion, -sekretion- und -elimination angesehen werden.

Der fT3-Wert ist schwierig zu beurteilen

fT3 wird als Marker für die Konversionsleistung von T4 in T3 angesehen. Der fT3-Spiegel ist aber auch abhängig von der Jodversorgung. (Bei Jodmangel wird mehr T3 mit nur drei Jodatomen und weniger T4 mit 4 Jodatomen im Vergleich zur optimalen Jodversorgung gebildet.)

Ob fT3 – also das freie T3 im Blut – wirklich als Marker für die T3-Verfügbarkeit in der Zelle angesehen werden kann, ist nicht ganz klar. Denn T3 wird ja hauptsächlich in den Zielzellen selbst aus T4 gebildet und nur in geringerem Maß in der Schilddrüse. In Zukunft gibt es hier hoffentlich bessere Möglichkeiten zur Einschätzung der individuellen T3-Versorgung als die Bestimmung des T3 bzw. fT3. Durch kompensatorisch höhere T3-Bildung bei einer Unterfunktion bleibt fT3 oft lange im Normbereich und kann daher häufig nicht zur Diagnose einer Unterfunktion herangezogen werden. Bei einer Überfunktion hingegen kann es isoliert erhöht sein, ohne dass fT4 erhöht ist.

Autoantikörper – der Angriff auf körpereigene Gewebe

Wenn der Verdacht auf eine Autoimmunerkrankung – wie Morbus Basedow oder Hashimoto-Thyreoiditis – besteht, kann der Nachweis entsprechender Autoantikörper im Blut die Diagnose erhärten.
- Für die Diagnose Morbus Basedow ist der Nachweis von Antikörpern gegen den TSH-Rezeptor charakteristisch (TRAK). Der Normalwert liegt meist unter 1 U/l, aber auch hier gibt es Unterschiede je nach Labor.
- Bei Hashimoto können erhöht sein:
  - Autoantikörper gegen das Enzym Schilddrüsenperoxidase (TPO-AK; der Normbereich ist vom Testsystem abhängig) und

Low-T3-Syndrom und vermehrte rT3-Bildung

Bei schweren Erkrankungen wird weniger T3 gebildet. Dafür wird T4 mehr in das nicht wirksame reverse T3 (rT3) umgewandelt als Schutzmechanismus des Körpers. Diesen Zustand nennt man Low-T3-Syndrom, was man nicht mit einer Unterfunktion verwechseln und schon gar nicht mit Schilddrüsenhormonen behandeln darf. Aber auch Stress, Cortisol und Entzündungsprozesse führen zu vermehrter rT3-Bildung.

Ist viel rT3 gebildet worden, wird die Dejodase, die eigentlich T3 aus T4 bilden soll, zum Abbau dieses »falschen Stoffwechselproduktes« benötigt. Das Enzym fehlt dann für die T3-Bildung, da es mit dem Abbau des rT3 »beschäftigt« ist.

Das kann wichtig sein, wenn vermehrt rT3 bei Patienten gebildet wird, die nicht schwer krank sind. Solche Patienten benötigen meist neben dem L-Thyroxin auch T3 als Medikament (Seite 115), um sich richtig wohlzufühlen. Reverses T3 kann man auch laborchemisch bestimmen lassen und so die Patienten identifizieren, die eine gestörte Schilddrüsenhormon-Aktivierung haben. Sinnvoll ist das bei Patienten, die immer niedrige T3-Spiegel haben und trotz guter anderer Werte noch Unterfunktionsbeschwerden haben.

- Autoantikörper gegen das Speichereiweiß für Schilddrüsenhormone – das Thyreoglobulin – (Tg-AK; der Normbereich ist vom Testsystem abhängig).
- Eine isolierte Erhöhung der Tg-AK ohne Erhöhung der TPO-AK hat im Vergleich zu erhöhten TPO-AK seltener eine Hypothyreose zur Folge.
• Beide Antikörper (TPO-AK und Tg-AK) können auch bei Morbus Basedow erhöht sein und auch danach ggf. erhöht bleiben, obwohl der Morbus Basedow wieder abgeklungen ist. Dann entwickelt sich manchmal eine Unterfunktion.
• Bei Einstellungsproblemen mit Schilddrüsenhormonen können auch T3- oder T4-Antikörper vorhanden sein (ebenfalls messbar).

Urinjod

Zur Ermittlung der individuellen Jodversorgung kann eine Urinjoduntersuchung (Seite 120) erfolgen. Die Jodausscheidung kann dabei als Maß für die Jodaufnahme gewertet werden. Daher kann ein Jodmangel, aber auch eine Jodbelastung mit diesem einfachen Test festgestellt werden.

Schilddrüsentumormarker

Tumormarker sind Werte im Blut, mit deren Hilfe man erkennen kann, ob ein bösartiger Tumor im Körper vorhanden ist. Meist handelt es sich dabei um Stoffe, die nur von einer Tumorart abgegeben werden, oder aber um eine Substanz, die von einem Tumor im Übermaß produziert und ins Blut entlassen wird. Für die Schilddrüse kommen hierfür Thyreoglobulin und Calcitonin (das Hormon der im Schilddrüsengewebe liegenden C-Zellen) infrage.

Calcitonin. Eine Erhöhung von Calcitonin weist auf eine Vermehrung von C-Zellen hin, die bösartig sein kann. Es sollte beim Vorhandensein von Knoten bestimmt werden, am besten nüchtern. Vermehrungen von C-Zellen in der Schilddrüse finden sich aber auch begleitend bei Autoimmunerkrankungen der Schilddrüse oder bei Nierenerkrankungen. Daher sollte das Calcitonin nur bei vorhandenen Knoten mit Kalzifizierungen bestimmt werden. Sollte der Wert deutlich erhöht sein, spricht das für eine Vermehrung der calcitoninproduzierenden Zellen in der Schilddrüse. Das kann eventuell die Vorstufe zu einem bösartigen Geschehen in der Schilddrüse sein (medulläres Schilddrüsenkarzinom).

Thyreoglobulin. Beim Thyreoglobulin ist zu beachten, dass es auch im Blut von nicht Tumorerkrankten häufig erhöht ist (z. B. bei Knoten und besonders auch bei Zysten). Als Tumormarker kann es daher nur als Verlaufsmarker sinnvoll eingesetzt werden, wenn die gesamte Schilddrüse bereits operativ entfernt wurde. Dann bedeutet ein Ansteigen des Tumormarkers ein Wiederkehren des Tumors oder die Ausbreitung des Tumors (Metastasen), da nur Schilddrüsenzellen das Thyreoglobulin produzieren.

Gentests

Diese kommen bei seltenen Schilddrüsenerkrankungen zum Einsatz: Zwei Formen des Schilddrüsenkrebses: Das familiäre medulläre Schilddrüsenkarzinom (FMTC) und die multiple endokrine Neoplasie (MEN 2). Diese Erkrankungen kommen familiär gehäuft vor. Ist bei einem Familienmitglied die Diagnose eines solchen Tumors gesichert, sollten alle anderen Familienmitglieder ihre Gene untersuchen lassen. Eine positive Diagnose ermöglicht nämlich eine wirkungsvolle Vorbeugung (operative Entfernung der gesamten Schilddrüse und Ersatz der Schilddrüsenhormone durch Tabletten).

Weitere Labortests

Da die Schilddrüsenhormone nahezu alle anderen Körperzellen beeinflussen, geben oft auch Untersuchungen Aufschluss, die so auf den ersten Blick gar nichts mit der Schilddrüse zu tun haben.

Zum Beispiel stehen auch der Knochenstoffwechsel, andere Hormonsysteme (Sexualhormone, Insulin, Nebennierenrindenhormone) und der Fettstoffwechsel (Cholesterin) in Beziehung zu den Schilddrüsenhormonen. Mehr erfahren Sie im Buchteil »Körper und Psyche«, Seite 23. So begünstigen zum Beispiel hoch dosierte Schilddrüsenhormon-Präparate oder eine Schilddrüsenüberfunktion einen Knochenschwund (Osteoporose).

Nach einer Operation werden neben den Schilddrüsenwerten auch Kalzium, Phosphat, Vitamin D und Parathormon bestimmt, um die Funktion der Nebenschilddrüsen zu testen.

Leberwerte, Blutbild und Mikronährstoffe wie Selen, Jod, Vitamin B_{12}, Feritin, Antikörper gegen andere Strukturen im Körper geben Aufschluss über begleitende Erkrankungen oder andere Ursachen für Beschwerden.

Ausblick

Manchmal scheinen die herkömmlichen Schilddrüsenparameter die wahre Schilddrüsenfunktion nicht richtig wiederzugeben (Beschwerden trotz guter Werte). In Zukunft wird man eventuell auch aktive Schilddrüsenhormonvorstufen betrachten (T2) und Abbauprodukte der Schilddrüsenhormone sowie Proteine, die die Schilddrüsenhormone in die Zellen bringen. Außerdem kann man möglicherweise auch Veränderungen von Rezeptoren nachweisen und damit eine bessere, individuellere Therapie gestalten. Hier wird gerade Grundlagenforschung betrieben, um zunächst die Mechanismen der Schilddrüsenhormonwirkung in den einzelnen Geweben besser zu verstehen und eventuell auch neue Therapiemöglichkeiten zu eröffnen.

Weitere Untersuchungen

In manchen Fällen sind weiterführende Untersuchungen der Schilddrüse ergänzend erforderlich, z. B. eine Szintigrafie oder eine Feinnadelpunktion.

Szintigrafie

Eine Szintigrafie ist eine diagnostische Methode, die die Aufnahme von Jod in die Schilddrüse sowie die Verteilung des Jods in ihr anzeigt. Allerdings wird nicht radioaktives Jod verwendet, sondern eine sehr schwach strahlende Substanz, die sich bei der Aufnahme in die Schilddrüse genauso verhält wie Jod (Technetium-99 m).

Mit dieser Methode kann festgestellt werden, wie die Schilddrüse funktioniert, ob sie überaktive bzw. weniger aktive Bezirke aufweist. Schilddrüsenbereiche, die viel der radioaktiven Substanz aufnehmen, sind aktiv, mit dem Messkopf wird über dieser Region eine hohe Radioaktivität gemessen, die im Bild rot-gelb dargestellt wird, sogenannte heiße/warme Bezirke. Schilddrüsenbereiche, die wenig der radioaktiven Substanz aufnehmen, sind wenig oder gar nicht aktiv, mit dem Messkopf wird über dieser Region eine niedrige Radioaktivität gemessen, die im Bild blau-lila dargestellt wird, sogenannte kalte Bezirke.

Ist die Radioaktivität belastend?

Die Dosis der radioaktiven Substanz ist so gering, dass es so gut wie keine schädlichen Auswirkungen gibt. Die Strahlenbelastung bei einer Schilddrüsenszintigrafie ist vergleichbar mit einer Röntgenaufnahme des Brustkorbs (ca. 1 mSv). Die natürliche Strahlenbelastung liegt je nach Höhenlage zwischen 1 und 10 mSv pro Jahr. Trotzdem wird diese Untersuchung vorsichtshalber bei Schwangeren und Stillenden nicht durchgeführt. Auch bei Kindern erfolgt sie nur dann, wenn im Ultraschall verdächtige

knotige Veränderungen festgestellt werden.

Welche radioaktiven Substanzen werden verwendet?

Prinzipiell können bei der Schilddrüsenszintigrafie drei verschiedene radioaktive Substanzen eingesetzt werden: Nämlich Jod-123, Jod-131 und Technetium-99m. Seit vielen Jahren wird Technetium bevorzugt, da es einerseits eine für die Szintigrafie gut geeignete Strahlung, nämlich die Gamma-Strahlung, abgibt und darüber hinaus eine sehr geringe Halbwertszeit hat. Das heißt, dass sich die Radioaktivität wesentlich schneller verringert als bei den radioaktiven Jodformen. Bereits nach sechs Stunden beträgt die Radioaktivität von Tc-99 m nur noch die Hälfte des ursprünglichen Wertes.

Zum Vergleich: Bei Jod-123 ist erst nach 13 Stunden die Hälfte der ursprünglichen Strahlung erreicht. Der Vorteil des Jod-123: Die Schilddrüse nimmt es zu einem viel höheren Grad auf, wodurch insgesamt eine bessere Darstellung der Schilddrüse ermöglicht wird. Der große Nachteil: Seine Herstellung ist teuer und es kann nicht gelagert werden. Jod-123 muss am Tag der geplanten Untersuchung extra geliefert werden. Es wird zur Diagnostik des sogenannten ektopen (außerhalb der Schilddrüsenregion vermuteten) Gewebes eingesetzt.

Jod-131 kann diagnostisch und therapeutisch eingesetzt werden. Daher kommt es bei bösartigen Schilddrüsenerkrankungen zum Einsatz. Bei der Ganzkörperszintigrafie wird die Anreicherung von radioaktivem Jod im ganzen Körper festgestellt. Diese Untersuchung ist dann sinnvoll, wenn ein bösartiger Tumor der Schilddrüse vorgelegen hat. Man kann damit Absiedlungen in anderen Körperbereichen (Metastasen) erkennen und durch eine andere abgegebene Strahlung behandeln.

Jod-Uptake

Der gesamte Prozess der Jod- oder Tc-Aufnahme und Speicherung durch die Schilddrüse wird auch als »Uptake« bezeichnet. Ein hoher Uptake-Wert bedeutet, dass die Schilddrüse viel Jod oder Technetium aufnimmt. Normwert des Uptakes von Technetium: bis 2 %. Ein ho-

Die Schilddrüse untersuchen

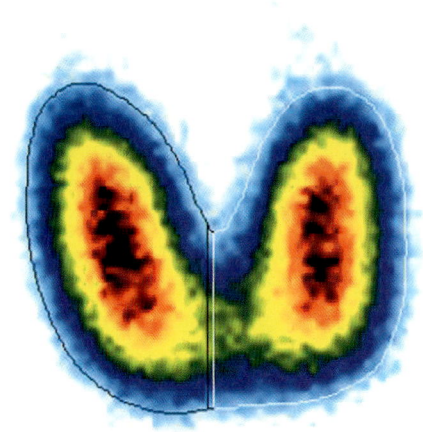

⬆ Ein hoher Uptake (>2 %) kommt z. B. bei Morbus Basedow vor.

her Uptake kommt vor bei Morbus Basedow, Jodmangel, Überfunktion (Autonomie) und bei Therapie mit Thyreostatika. Niedrige Uptakes werden gefunden bei Einnahme von Schilddrüsenhormonen, Entzündungen und nach Jodbelastung. So kann man z. B. nach Untersuchungen mit jodhaltigem Kontrastmittel (CT oder Nierenröntgen) keine Aussagen im Szintigramm treffen, da die Technetium-Aufnahme in die Schilddrüse durch das Jod blockiert ist (die Schilddrüse ist mit Jod gesättigt und nimmt kein Technetium auf).

Wann ist eine Szintigrafie nötig?
Die Indikationen zur Durchführung einer Szintigrafie sind:
- Knoten ab 1 cm Durchmesser im Ultraschall (und zwar in Deutschland unabhängig vom TSH-Wert, weil nachgewiesen wurde, dass auch bei normalem TSH autonome Knoten vorhanden sein können, die nicht punktiert werden sollten. (Die amerikanische und europäische Schilddrüsengesellschaft empfiehlt eine Szintigrafie bei Knoten > 1 cm nur bei erniedrigtem TSH, um eine Autonomie nachzuweisen.)
- Hyperthyreose oder Verdacht darauf
- Zustand vor und nach Radiojodtherapie
- vor und ggf. nach Operationen

Das Szintigramm richtig interpretieren
Wichtig ist die genaue Zuordnung des Sonografiebefunds zum Szintigramm. Oft können nur so Veränderungen wirklich erkannt werden. So kann ein Szintigramm auf den ersten Blick ganz unauffällig aussehen. Bei Projektion des Ultraschallbefundes in das Szintigramm (gedanklich oder zeichnerisch) kann man aber evtl. einen kalten Knoten im Bereich eines Schilddrüsenpols erkennen, der rein szintigrafisch sonst unentdeckt geblieben wäre.

Knoten unter 1 cm Durchmesser stellen sich meist nicht dar, da das Szintigrafiebild eine zweidimensionale Darstellung ist und vor oder hinter dem kleinen Knoten liegendes normal speicherndes Gewebe die Aktivität des Knotens dann »überdeckt«.

MIBI-Szintigrafie

Bei einem kalten Knoten der Schilddrüse kann zusätzlich ein Schilddrüsen-Szintigramm mit einem anderen radioaktiven Mittel erfolgen, das sauerstoffliebend ist und sich daher in der Schilddrüse in Strukturen anreichert, die viel Sauerstoff verbrauchen (Methoxy-isobutyl-isonitril, MIBI). Zeigt der Knoten hier eine vermehrte Anreicherung – im Gegensatz zum kalten, wenig speichernden Knoten im Technetium-Szintigramm –, steigt die Wahrscheinlichkeit eines Schilddrüsenkarzinoms auf etwa 21 %, da Tumoren einen erhöhten Sauerstoffumsatz aufweisen. Falls die MIBI-Szintigrafie unauffällig ausfällt, kann zu etwa 97 % das Vorliegen von malignem Gewebe ausgeschlossen werden. Goldstandard zum Nachweis der Gutartigkeit von Knoten ist aber immer noch die Feinnadelpunktion.

Feinnadelpunktion

Gelegentlich muss eine Gewebeprobe aus der Schilddrüse entnommen werden, was mit einer sogenannten Feinnadelpunktion erfolgt. Dabei wird Flüssigkeit oder Zellmaterial mit einer feinen Nadel entnommen, unter dem Mikroskop vom Pathologen angeschaut und entsprechend beurteilt. Bösartige Befunde sind zwar selten, aber letztendliche Klarheit bringt oft nur die Untersuchung per Mikroskop. Abhängig vom Befund wird dann über das weitere Vorgehen entschieden (OP-Notwendigkeit oder sonografische Weiterbeobachtung?).

Durch eine Punktion kann auch Flüssigkeit aus Zysten entfernt werden, um das umliegende Gewebe zu entlasten. Bei geleeartigem Zysteninhalt gelingt dies jedoch oft nicht. Die für die Punktion eingesetzten Nadeln sind so dünn, dass Sie bei dieser Prozedur nur sehr wenig merken werden. Außerdem kann die Einstichstelle mit einem Gel (= Lokalanästhetikum) betäubt werden. Die dünne Nadel wird genau da eingeführt, wo bei den vorhergehenden Untersuchungen (Ultraschall und eventuell zusätzlich Szintigrafie) Veränderungen festgestellt wurden. Die Punktion wird meist unter Ultraschallsicht durchgeführt.

Wann ist eine Feinnadelpunktion erforderlich?

Eine Feinnadelpunktion der Schilddrüse wird in folgenden Fällen durchgeführt:
- Wenn sonografisch verdächtige Knoten in Ihrer Schilddrüse vorliegen und abgeklärt werden muss, ob diese bösartig sind. Bei Vorliegen eines Tumors weisen die entnommenen Zellen eindeu-

tige Veränderungen auf. Es sollten nur szintigrafisch kalte Knoten punktiert werden, denn bei der Punktion von warmen Knoten kann oft kein eindeutiges zytologisches Ergebnis ermittelt werden, und warme Knoten sind so gut wie nie bösartig.
- Falls ein bösartiger Schilddrüsentumor (Karzinom) vorhanden war und auch bereits behandelt wurde, aber neue Knoten aufgetreten sind (Tumorrezidiv).
- Bei großen Schilddrüsenzysten.
- Wenn eine eitrige Schilddrüsenentzündung vorhanden ist (extrem selten). Die eitrige Flüssigkeit wird dann entfernt und im Labor auf das Vorhandensein von Bakterien untersucht.
- Zur Unterscheidung bestimmter Formen entzündlicher/autoimmuner Schilddrüsenkrankheiten. Die Punktion und die Entnahme von Zellen mit anschließender Untersuchung sind dann für das Stellen der richtigen Diagnose erforderlich.

Vor der Punktion werden Sie über mögliche Probleme und Risiken aufgeklärt (z. B. Blutung, Nachblutung, Infektion, Verletzung von Nachbarstrukturen wie z. B. Gefäße, Nerven, Luftröhre). Eine Punktion sollte nicht durchgeführt werden, wenn Sie gerinnungshemmende Medikamente einnehmen (Aspirin, Marcumar). Am Tag der Punktion sollten Sie Tätigkeiten meiden, die Druck im Halsbereich erzeugen (Kraftsport, schwere Lasten tragen, Tennis …) oder zu Gefäßerweiterungen im Halsbereich führen (z. B. Sauna).

Neue Methoden der Untersuchung des Punktionsmaterials sollen auch hier immer bessere Sicherheit der Diagnostik von bösartigen Befunden bei wirklich bösartigem Gewebe bringen.

Zurzeit kann nicht immer die richtige Diagnose im Rahmen einer Feinnadelpunktion gefunden werden, denn es werden ja nur Zellen und nicht ganze Gewebestücke untersucht. So sollen z. B. in Zukunft genetische Untersuchungen des Punktionsmaterials auf typische Veränderungen, die bei bösartigen Tumoren gefunden werden, erfolgen.

Weitere Verfahren

Welche Untersuchungen bei Ihnen erforderlich sind, hängt ganz von der Erkrankung bzw. dem Verdacht ab. Im Folgenden werden noch weitere Verfahren genannt, die bei bestimmten Fragestellungen zum Einsatz kommen.

Röntgenuntersuchung. Auf einem Röntgenbild des Hals- und Brustbereichs kann man erkennen, ob die Schilddrüse andere Organe, wie die Speiseröhre oder die Luftröhre, einengt oder verdrängt. Auch kann man Schilddrüsenanteile erkennen, die im Ultraschall nicht zugänglich sind (hinter dem Brustbein liegende Teile).

Weitere Untersuchungen

Augenuntersuchungen werden beim Morbus Basedow durchgeführt.

Computer- und Kernspintomografie. Da sowohl die Computertomografie (CT) als auch die Kernspintomografie (MRT) teure und aufwendige Verfahren darstellen und das CT außerdem eine hohe Strahlenbelastung bedeutet, werden sie nicht routinemäßig eingesetzt, sondern nur bei bestimmten Fragestellungen. Manchmal werden solche Untersuchungen wegen anderer Probleme durchgeführt (z. B. Lungen-CT) und dabei dann als Nebenbefund Veränderungen im Bereich der Schilddrüse festgestellt, die dann aber wieder mittels Ultraschall, Szintigrafie usw. untersucht werden.

Positronenemissionstomografie (PET). Dieses aufwendige und teure Untersuchungsverfahren wird eingesetzt, wenn bei bösartigen Schilddrüsentumoren keine Jodspeicherung in Metastasen vorhanden ist oder wenn der Verdacht auf ein lokales Rezidiv des Tumors besteht, welches noch keine ausreichende Menge Jod aufnimmt.

Knochendichtemessung (Mineralometrie). Insbesondere bei der länger anhaltenden Schilddrüsenüberfunktion sollte im Hinblick auf ein erhöhtes Osteoporoserisiko eine Knochendichtemessung erfolgen, ggf. auch Kontrollen im Verlauf (am besten DXA-Methode).

Herzuntersuchungen. Weiterführende kardiologische Untersuchungen (Herzultraschall, EG, Langzeit-EKG, Langzeit-Blutdruck) sollten auch bei länger anhaltender Überfunktion erfolgen wegen der Herzbelastung und verstärkten Gefahr von Herzrhythmusstörungen.

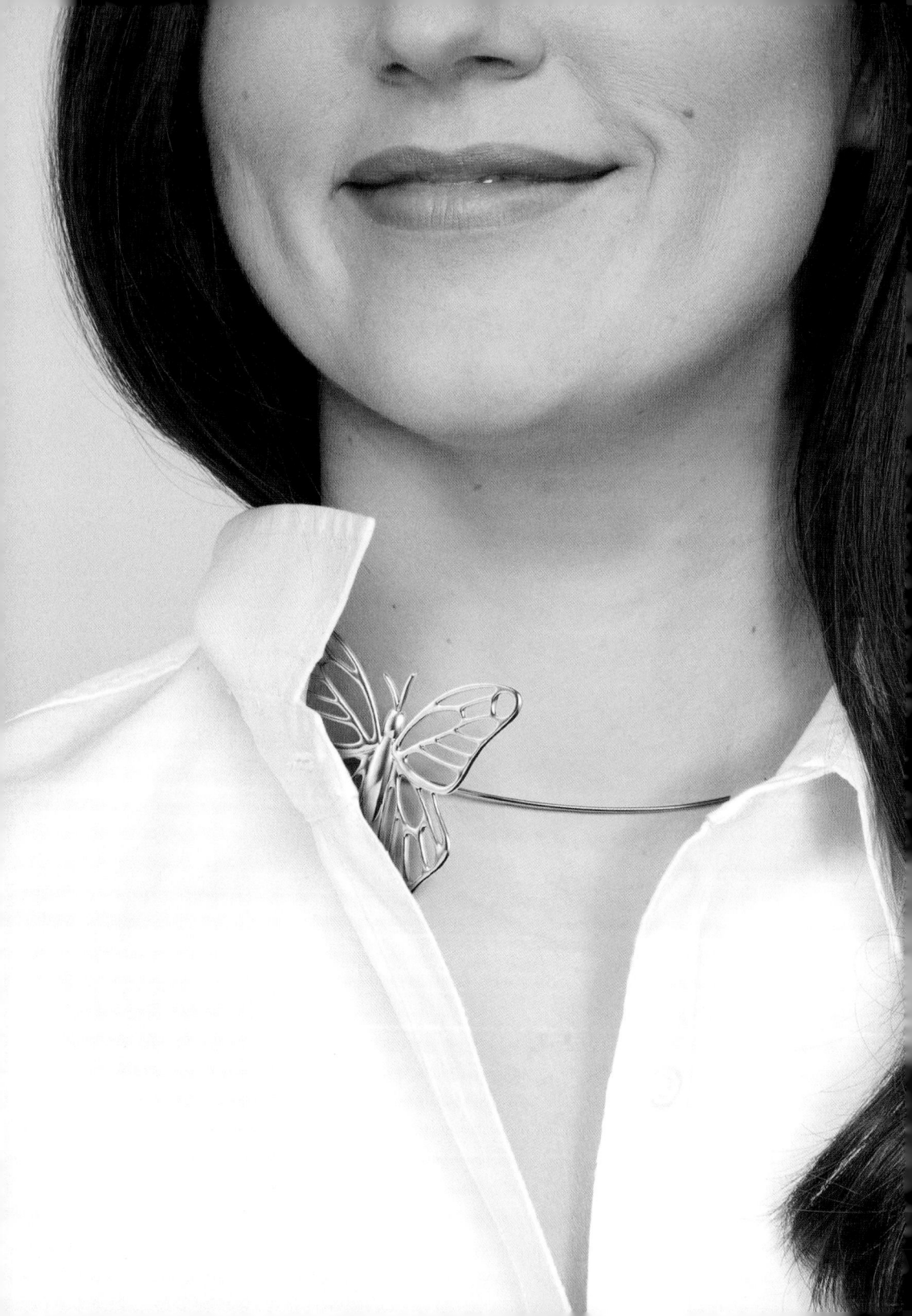

Die Erkrankungen der Schilddrüse

In diesem Kapitel können Sie nun ganz genau nachlesen, welche Schilddrüsenerkrankungen es gibt, wie sie entstehen, wie man sie erkennt und behandelt.

Strukturelle Veränderungen

Prinzipiell unterscheidet man strukturelle Veränderungen (Struma und Knoten) von funktionellen Störungen (Über- oder Unterfunktion). Beides kann, muss aber nicht zusammen vorkommen.

Struma: vergrößerte Schilddrüse

Struma ist ein Begriff für eine vergrößerte Schilddrüse. Schilddrüsenvergrößerungen lassen sich gemäß der WHO in verschiedene Stadien einteilen:
- 0a: keine Struma
- 0b: tastbare, aber nicht sichtbare Struma
- I: tastbare und bei zurückgebeugtem Kopf sichtbare Struma
- II: sichtbare Struma
- III: große, sichtbare Struma

Jodmangel ist die häufigste Ursache

Die häufigste Ursache für eine Vergrößerung der Schilddrüse ist der früher in Deutschland (und auch in ganz Mittel- und Osteuropa) herrschende, ausgeprägte Jodmangel. Mittlerweile ist das Problem des Jodmangels nicht mehr so ausgeprägt und stark von der Ernährungsweise abhängig. Die Kropfhäufigkeit hat dadurch abgenommen. Dennoch gibt es viele Menschen, die in der Vergangenheit dem stärkeren Jodmangel ausgesetzt waren und somit einen Kropf entwickelt haben. Das Problem ist jedoch nicht auf Europa beschränkt, sondern ein weltweites: Etwa ein Fünftel der Weltbevölkerung lebt in Jodmangelgebieten.

Durch den Jodmangel kommt es zu Anpassungsreaktionen innerhalb der Schilddrüsenzellen. Steht nicht genug Jodid zur Schilddrüsenhormonproduktion zur Verfügung, entsteht eine Unterfunktion der Schilddrüse und das TSH steigt. Dieses regt nicht nur die Schilddrüse zur Schilddrüsenhormonproduktion an, sondern ist auch Wachstumsreiz

für die Schilddrüse. Die Schilddrüsenzellen werden größer (Hypertrophie) und vermehren sich (Hyperplasie).

Diese Mechanismen erklären die Größenzunahme der Schilddrüse bei Jodmangel, die je nach Größe tastbar und immer im Ultraschall nachweisbar ist. Anfangs ist diese Veränderung der Schilddrüsenzellen gleichmäßig (diffus) über die Schilddrüse verteilt. Später können knotige Veränderungen hinzukommen.

Weitere Ursachen für eine Struma
Schilddrüsenvergrößerungen kommen aber auch im Rahmen von Entzündungen vor. Medikamente, die zu einer Schilddrüsenvergrößerung führen können, sind Lithium (wird bei psychischen Erkrankungen eingesetzt) und Thyreostatika, (die bei der Überfunktion eingesetzt werden.)

Wie erkennt man eine Struma?
Manchmal kommt es zu Beschwerden im Halsbereich (Engegefühl, Kloßgefühl, Schluckbeschwerden, Luftnot). Oft ist die Vergrößerung tastbar, manchmal auch sichtbar (besonders beim Zurückneigen des Kopfes). Letztendliche Sicherheit über die Schilddrüsengröße bringt die Sonografie. Die Szintigrafie gibt Aufschluss über die Funktion der zu großen Schilddrüse (seitengleich, vermehrt oder verringert). Bei sehr großen und hinter dem Brustbein gelegenen Kröpfen kann man zusätzlich eine Röntgenuntersuchung durchführen, um einschätzen zu können, wie stark die Nachbarorgane (Luftröhre, Speiseröhre, Blutgefäße) eingeengt oder verlagert sind.

Laboruntersuchungen zeigen dann die Stoffwechsellage der Schilddrüse und können Ursachen für die Vergrößerung der Schilddrüse ans Licht bringen (Antikörper).

Wie behandelt man eine Struma?
Sofern keine Überfunktion vorliegt, kann man mit Schilddrüsenhormon und/oder Jod ein weiteres Wachstum der Schilddrüse verhindern und möglichst auch eine Verkleinerung erreichen. Unter Umständen kann vor allem bei großen Strumen eine Operation oder auch die Verkleinerungsbehandlung mit Radiojod erfolgen (z.B. wenn eine medikamentöse Therapie aufgrund einer Tendenz zur Überfunktion nicht möglich ist).

Knoten

Als Schilddrüsenknoten bezeichnet man alle herdförmigen Veränderungen des Schilddrüsengewebes. Sie kommen häufig vor. Man kann Knoten ertasten oder im Ultraschall sehen. Je nach Struktur unterscheidet man zwischen soliden Knoten und Zysten.

Je länger eine Jodmangelsituation besteht, desto eher bildet sich andersartiges Gewebe in der Schilddrüse. Bei Jodmangel und oxidativem Stress in der Schilddrüse kommt es zu einer zunehmenden genetischen Instabilität und damit zur Entstehung von veränderten Zellen. Es treten veränderte Strukturen auf, die dann nach ihrem Funktionszustand beurteilt werden. Es gibt normal funktionierende Knoten, überaktive und inaktive Formen. Hinzu kommt, dass die überaktiven Knoten einer Steuerung von »oben« (über TSH) nicht zugänglich sind – sie heißen deshalb auch autonome Knoten. Sie arbeiten unabhängig und produzieren im Zeitverlauf immer mehr Schilddrüsenhormon, was sich irgendwann in einer klinisch fassbaren Überfunktion (siehe unten) äußert.

Wie diagnostiziert man Schilddrüsenknoten?

Manche Knoten sind direkt tastbar oder sogar sichtbar. Eine Sonografie gehört zu jeder Schilddrüsenuntersuchung, um auch nicht tastbare Knoten feststellen zu können. Knoten können strukturell sehr unterschiedlich aussehen, die Kriterien für Bösartigkeit müssen besonders beachtet werden (mehr erfahren Sie hierzu im Kapitel »Wann sind Knoten verdächtig?«, Seite 66). Werden ein oder mehrere Knoten über 1 cm Durchmesser festgestellt, erfolgt die weitere Diagnostik mittels Szintigrafie. Mit dieser wird geprüft, ob der Knoten hyperaktiv ist, also mehr Jod aufnimmt und auch mehr Schilddrüsenhormone produziert (das wäre dann ein heißer Knoten, rotgelb dargestellt), oder ob er wenig oder vollkommen inaktiv ist – in diesem Fall läge ein kalter Knoten, blau-lila dargestellt, vor. Verdächtige Knoten (sonografisch auffällig und kalt) sollten weiter untersucht werden (Feinnadelpunktion, MIBI-Szintigrafie). In den meisten Fällen sind aber auch die kalten Knoten gutartiger Natur. Selten (ca. 2–5 %) können es aber auch bösartige Tumoren sein, die so schnell wie möglich erkannt und behandelt werden sollten.

Schilddrüsenautonomie – heiße Knoten

Bei der Schilddrüsenautonomie machen sich Schilddrüsenzellen »selbstständig«. Der TSH-Rezeptor dieser autonomen Zellen wird ständig stimuliert, unabhängig von der TSH-Konzentration im Blut. Diese fortwährende Stimulation des Rezeptors führt zu einer andauernden Schilddrüsenhormonproduktion und auch des Schilddrüsenzellwachstums dieser autonomen Bereiche, die auch als heiße Knoten bezeichnet werden (mehr erfahren Sie hierzu im Kapitel »Schilddrüsenüberfunktion«, Seite 90).

Zysten

Unter Zysten versteht man flüssigkeitsgefüllte Hohlräume innerhalb der Schilddrüse. Zysten entstehen durch eine Einblutung ins Gewebe, können aber auch Gewebsflüssigkeit und Lymphe enthalten. Sie sind daher meist gutartig, obwohl sie sich szintigrafisch kalt darstellen (kein funktionsfähiges Gewebe). Nicht selten findet man bei größeren Zysten mechanische Beeinträchtigungen (Schluckbeschwerden, Luftnot, Kloßgefühl). Ursachen größerer Zysten können mechanische, äußere Gründe sein: z. B. Heben schwerer Lasten, Überstreckungen des Halses, z. B. bei sportlichen Aktivitäten.

Weitere Eigenschaften von Knoten

Sonografisch nachweisbare Knoten, die im Szintigramm weder kalt noch warm/heiß sind, nennt man indifferent, sie sind meist gutartig. Knoten können sonografisch auch inhomogen und echokomplex sein (helle und dunkle Strukturen innerhalb eines Knotens, evtl. können sie auch zystische Anteile haben oder Kalkeinlagerungen aufweisen). Manchmal sieht man auch größere Kalkspangen, die den Schall auslöschen, sodass dahinter liegendes Schilddrüsengewebe nicht beurteilt werden kann.

Lassen Sie Knoten regelmäßig kontrollieren

Knoten, die nicht verdächtig sind oder bei denen die Gutartigkeit nachgewiesen wurde, sollten dennoch regelmäßig kontrolliert werden (sonografisch halbjährlich bis jährlich, szintigrafisch ggf. in größeren Abständen). Knoten unter 1 cm Durchmesser gelten zunächst als nicht verdächtig und sollten beobachtet werden. Bei auffälligem Wachstum (20–30 % innerhalb eines Jahres) und/oder Strukturveränderung von Knoten bei den Verlaufskontrollen muss erneut geprüft werden, ob es sich um gutartiges oder bösartiges Gewebe handelt.

Wie behandelt man Knoten?

Sofern keine Überfunktion vorliegt, kann man mit Schilddrüsenhormon am besten in Kombination mit Jod ein weiteres Wachstum der Knoten verhindern und möglichst auch eine Verkleinerung erreichen. Gelingt dies nicht, kann die medikamentöse Therapie ggf. wieder abgesetzt werden. Je nach Beschwerden muss dann ggf. über eine definitive Therapie nachgedacht werden (entweder Operation oder bei autonomen Knoten ohne Vorhandensein von weiteren kalten Knoten kann auch eine Radiojodtherapie erfolgen).

Unter Umständen kann vor allem bei kalten, verdächtigen Knoten eine Operation die erste Wahl sein.

Zysten kann man ggf. durch eine Feinnadelpunktion entleeren/entlasten, wenn sie frisch sind und die Flüssigkeit nicht eingedickt ist. Am günstigsten schließt sich nämlich die Zyste, wenn die Zystenwände für eine gewisse Zeit aneinandergedrückt werden. Hierzu sollte die Punktionsstelle ein paar Minuten mit leichtem Druck komprimiert werden. Leider neigen Zysten, gerade wenn sie größer sind, häufig dazu, wiederzukommen. Dann sollte nach 1–2 erfolglosen Punktionen besser eine chirurgische Entfernung ins Auge gefasst werden, wenn durch die Zyste Beschwerden entstehen (Druckgefühl, Kloßgefühl, Schmerzen, Einengung der Luftröhre).

Bösartige Tumoren

Warum es zu einer Entartung von Zellen in der Schilddrüse und somit zu Krebs kommt, weiß man bis heute nicht so genau. Die meisten Schilddrüsentumoren treten sporadisch (vereinzelt, ohne erkennbare Regelmäßigkeit) auf. Die häufiger auftretenden Formen des Schilddrüsenkrebses (papilläre und follikuläre Form) sind nicht erblich. Es gibt auch keine Tumormarker für diese Krebsformen. Für das C-Zell-Karzinom gibt es jedoch den Tumormarker Calcitonin. Ab einer bestimmten Höhe ist das sehr spezifisch.

> **Reaktorunfall in Tschernobyl**
>
> Im Falle von Schilddrüsenkrebs kann auch energiereiche Strahlung eine Ursache sein. Ein (schreckliches) Beispiel hierfür ist sicherlich jedem in Erinnerung: Nach dem Reaktorunfall in Tschernobyl (1986), bei dem viel radioaktives Jod freigesetzt wurde, kam es in einem Umkreis von bis zu 200 Kilometern um den Reaktor herum zu einer sehr hohen Radioaktivität. Das führte zu einem extremen Anstieg von Schilddrüsenkrebsfällen bei Kindern, die zum Zeitpunkt des Unglücks jünger als fünf Jahre waren.

Das Wachstum von bösartigen Knoten verursacht sehr lange keine Symptome. Erst wenn der Tumor schon sehr groß ist, kann man einen (meist derben) Knoten fühlen, der sich häufig nicht hin und her schieben lässt (Verwachsungen mit der Umgebung).

Schluckbeschwerden oder Heiserkeit sind meistens Zeichen eines fortgeschrittenen Tumors. Deswegen sollten Schilddrüsen mit Knoten immer engmaschig (mindestens jährlich) sonografisch kontrolliert werden. Je länger ein bösartiger Schilddrüsentumor besteht, desto wahrscheinlicher ist es, dass auch Lymphknoten (Metastasen) betroffen sind.

Behandlung: den Tumor entfernen

Bei Schilddrüsenkrebs muss immer die gesamte Schilddrüse entfernt werden (Ausnahme: papilläres Mikrokarzinom in einer Größe unter 1 cm: Hier wird nur ein Lappen entfernt und keine Radiojodtherapie angeschlossen). Das Ausmaß des Eingriffs hängt davon ab, welche Tumorform vorliegt und wie weit der Tumor schon in das Gewebe oder andere Organe vorgedrungen ist. Oft werden auch die Lymphknoten des Halsbereiches mit entfernt. Das Tumorgewebe wird dann auf seinen histologischen Aufbau hin genau untersucht. Von diesem Befund hängt es ab, ob eine Radiojodtherapie angeschlossen wird.

Radiojodtherapie

Bei der Operation zurückgebliebene Schilddrüsenzellen werden mit einer anschließenden Radiojodtherapie eliminiert. Der Erfolg der Radiojodtherapie wird regelmäßig kontrolliert. Im Falle von Tumoren, die von den Thyreozyten ausgehen, wird als Tumormarker (also als eine Substanz, die anzeigt, ob Tumorgewebe im Körper vorhanden ist) der Eiweißstoff Thyreoglobulin im Blut bestimmt. Nach der Operation oder der Radiojodtherapie ist der »Tag Null« – ab diesem Zeitpunkt sollte gar kein Thyreoglobulin mehr im Blut vorhanden sein, wenn keine Thyreozyten mehr da sind. Übersteigt die Thyreoglobulinkonzentration die Nachweisgrenze im Test, liegt ein Rezidiv des Tumors oder eine Metastase vor. In diesem Fall wird eine Wiederholung der Radiojodtherapie angestrebt.

Gehen Sie regelmäßig zur Nachsorge!

Auch wenn der bösartige Tumor erfolgreich behandelt wurde, ist es äußerst wichtig, die darauffolgenden Jahre regelmäßig an Untersuchungstermine beim Arzt zu denken. 90 % der Metastasen entwickeln sich nämlich innerhalb der ersten 5 Jahre nach Entfernung des bösartigen Schilddrüsentumors. Nur durch Kontrolluntersuchungen kann früh genug das erneute Wachstum von Tumorgewebe erkannt und wirksam behandelt werden. Hierbei wird der Tumormarker Thyreoglobulin bestimmt; bei erhöhten Werten wird zusätzlich eine Ganzkörperszintigrafie mit Jod-131 durchgeführt.

Bei zweifelhaften Befunden wird der Tumormarker Thyreoglobulin unter Stimulation mit rh-TSH (siehe unten) bestimmt. Es kann auch notwendig sein, bei negativem Jod-131-Ganzkörperszintigramm eine PET-Untersuchung anzuschließen.

Bei jeder Nachsorgeuntersuchung wird außerdem eine Sonografie der Halsweichteile durchgeführt und die Blutwerte TSH, fT4 und fT3 bestimmt, um die richtige Einstellung mit Schilddrüsenhormonen zu gewährleisten. Bei den follikulären/papillären Karzinomen wird eine Unterdrückung der TSH-Produktion

> ### Tumoren der C-Zellen
>
> Die dritthäufigste Tumorart in der Schilddrüse geht von den calcitoninproduzierenden C-Zellen aus. Hierbei gibt es auch eine familiäre Form, bei der alle Familienmitglieder getestet werden. Liegt die Mutation bei einem Familienmitglied vor, kann bei diesem vorbeugend die Schilddrüse entfernt werden.
> Der Tumormarker des C-Zell-Karzinoms ist das von den C-Zellen gebildete Hormon Calcitonin. Durch einen zusätzlichen Stimulationstest (Pentagastrintest oder Kalzium-Stimulationstest) kann die Empfindlichkeit dieses Tumormarkers erhöht werden. Auch nach der OP soll der Tumormarker Calcitonin bei »null« bleiben, jeder Anstieg weist auf ein lokales Rezidiv und/oder Fernabsiedlungen hin.

angestrebt, d. h. die Dosierung der Hormonersatztherapie wird so hoch gewählt, dass das TSH niedrig ist. Zur Erinnerung: TSH stimuliert die Schilddrüsenzelle, ist somit ein potenzieller wachstumsfördernder Faktor, was natürlich bei bösartigen Tumoren unerwünscht ist. Wichtig ist es vor allem, dass der Patient diese leichte Überfunktion auch toleriert (Beschwerdefreiheit ohne Schwitzen und Herzprobleme). Heute wird nur noch bei aggressiven Hoch-Risiko-Tumoren eine vollständige Unterdrückung des TSH angestrebt und ansonsten ein TSH-Wert im unteren Normbereich.

Ganzkörperszintigrafie. Eine Kontrollmöglichkeit ist die Ganzkörperszintigrafie mit Jod-131, bei der festgestellt wird, ob noch jodspeicherndes Gewebe irgendwo im Körper aktiv ist – das entlarvt mögliche Metastasen des Tumors. Sollte das der Fall sein, wird die Radiojodtherapie ebenfalls wiederholt. Bei bösartigen Tumoren in fortgeschrittenem Stadium kann auch eine herkömmliche Chemotherapie zur Tumorverkleinerung infrage kommen.

TSH. Ebenfalls neu in den letzten Jahren hinzugekommen ist der Einsatz von gentechnisch hergestelltem TSH (rh-TSH: Thyrogen, identisch mit dem menschlichen TSH) zu diagnostischen Zwecken. In der Vergangenheit mussten Patienten nach Entfernung der Schilddrüse wochenlange Phasen der Unterfunktion ertragen, weil ein hoher TSH-Spiegel für Nachuntersuchungen erforderlich ist. Dadurch wird ein Reiz auf noch verbliebene Schilddrüsenzellen oder erneut gewachsene (Metastasen) ausgeübt und man kann sie in der Diagnostik besser erkennen (Darstellung im Ganzkörperszintigramm bzw. Anstieg des Tumormarkers Thyreoglobulin) und therapeutisch besser erreichen. Den gleichen Effekt erreicht man mit dem rh-TSH, die Patienten können aber weiterhin ihr Schilddrüsenhormon einnehmen und Unterfunktionsbeschwerden werden vermieden.

Positronenemissionstomografie (PET). In den letzten Jahren hat sich eine weitere diagnostische Methode etabliert: die PET, bei der radioaktiv markierte Zuckerverbindungen eingesetzt werden. Der Vorteil der Methode ist, dass die Auflösung wesentlich höher ist als die bei der Szintigrafie mit Jod-131.

Verkleinerungen der Schilddrüse

Im Gegensatz zur Struma kann die Schilddrüse auch verkleinert sein (z. B. bei Erwachsenen unter 10 ml). Gründe hierfür sind Operation oder stattgehabte Radiojodtherapie. Krankhaft kommt es vor bei Entzündungen der Schilddrüse (besonders bei der Autoimmunthyreoiditis Hashimoto, die meist zur Verkleinerung der Schilddrüse führt). Angeboren kommen Fehlbildungen vor (einseitig bzw. beidseitig kleinere oder fehlende Schilddrüsenanlage). Die Größe der Schilddrüse ist aber nicht ausschlaggebend für die Funktion. Auch bei einer kleinen Schilddrüse kann eine Euthyreose vorliegen.

Schilddrüsenüberfunktion

Am häufigsten führen Schilddrüsenautonomie und Morbus Basedow zu einer Überfunktion: Bei der Autonomie reagieren die Schilddrüsenzellen nicht auf die TSH-Regulation.

Schilddrüsenautonomie

Bei der Schilddrüsenautonomie machen sich Schilddrüsenzellen »selbstständig« (autonom = Abkopplung vom Regelkreis und damit Schilddrüsenhormonproduktion unabhängig vom Bedarf).

Diese Abkopplung kann zu einer Überfunktion der Schilddrüse und damit zu erheblichen Beschwerden führen. Manchmal werden Autonomien in der Schilddrüse erst erkannt, wenn Probleme wie Herzrhythmusstörungen aufgetreten sind (z. B. Vorhofflimmern).

Anfangs kommt es zu einer Gegenregulation der Hypophyse: Die TSH-Produktion wird gedrosselt. Dadurch reduzieren die »normalen« Schilddrüsenzellen ihre Hormonproduktion. Irgendwann reicht dieser Mechanismus aber nicht mehr aus, um die Produktion und damit die Hormonkonzentration im Blut auf einem normalen Level zu halten. Es sind dann so viele autonome Zellen vorhanden, dass die Schilddrüsenhormonkonzentration zu hoch ist. Je mehr von diesen Bezirken vorhanden sind, desto höher ist die Hormonkonzentration und desto stärker sind die Symptome einer Schilddrüsenüberfunktion.

Was löst eine Schilddrüsenautonomie aus?

Ausgelöst wird diese Verselbstständigung durch somatische Mutationen – also Genveränderungen innerhalb ausgereifter Schilddrüsenzellen. Diese führen dazu, dass der TSH-Rezeptor nicht mehr richtig funktioniert. Es kommt zu einer ständigen TSH-unabhängigen Aktivierung des Rezeptors und so zu einer

Formen der Autonomie

Die Schilddrüsenautonomie kann in verschiedenen Formen auftreten:
- multiple (= viele) heiße Knoten,
- diffuse Zunahme autonomer Zellen (über das ganze Organ verteilt, dann würde man keinen Knoten, aber szintigrafisch einen erhöhten Uptake sehen, ohne dass laborchemisch Hinweise auf eine Morbus Basedow vorhanden sind) und
- als einzelner, heißer Knoten.

Diagnose der Autonomie

Im Ultraschall sieht man zunächst nur die Struktur der Schilddrüse und evtl. Knoten, kann aber keine Aussagen zur Funktion treffen. Aufschluss darüber gibt die Szintigrafie, besonders der Uptake oder die Verteilung der Aktivität in der Schilddrüse. Bei der Laboruntersuchung fällt dann gegebenenfalls eine Überfunktion auf (latent oder manifest).

Eine Schilddrüsenautonomie wird behandelt, wenn Symptome einer Überfunktion vorliegen, auch wenn fT4 und fT3 noch im Normbereich liegen, aber das basale TSH erniedrigt ist.

Zur Abgrenzung gegenüber der Immunhyperthyreose ist es notwendig, zusätzlich die TSH-Rezeptor-Antikörper zu bestimmen. Es gibt auch Mischformen, bei denen sowohl eine Autonomie als auch ein Morbus Basedow vorliegen (Marine-Lenhart-Syndrom).

fortwährenden Stimulation der Schilddrüsenhormonproduktion und auch des -wachstums.

Die Entstehung autonomer Schilddrüsenzellen wird ebenfalls durch den Jodmangel begünstigt. Es gibt daher auch sehr viele Patienten, die neben einem Kropf auch eine Schilddrüsenautonomie entwickelt haben.

Die Häufigkeit des Auftretens von autonomen Zellen nimmt mit dem Lebensalter und auch mit der Größe und der Beschaffenheit der Schilddrüse zu. Sind knotige Veränderungen vorhanden, dann steigt die Wahrscheinlichkeit, dass diese sich zu autonomen Bezirken (warmen bzw. heißen Knoten) umwandeln. Da Knoten und Autonomie in höherem Alter oft unentdeckt bleiben, erhöht sich bei höhergradigen Jodexpositionen die Gefahr der Überfunktion.

> **Vorsicht! Keine großen Jodmengen aufnehmen**
>
> Bekommt ein Patient mit einer Schilddrüsenautonomie plötzlich sehr viel Jod, kann es passieren, dass in kürzester Zeit eine immense Menge an Schilddrüsenhormonen gebildet wird. Dies könnte z. B. der Fall sein, wenn bei Ihnen eine CT mit jodhaltigen Kontrastmitteln ansteht oder Sie Herzrhythmusstörungen haben, die mit dem Medikament Amiodaron behandelt werden, was zu einer potenziell lebensbedrohlichen »thyreotoxischen Krise« führen kann (mehr erfahren Sie hierzu im Kapitel »Hohe Joddosierungen«, Seite 99).

Therapie der Autonomie

Symptombezogen werden Medikamente eingesetzt, die die Schilddrüsenhormonproduktion reduzieren (Thyreostatika). Bei milden klinischen Zeichen können auch anfangs pflanzliche Präparate eingesetzt werden. Die Dosierung der Thyreostatika richtet sich dabei nach den vorliegenden Krankheitszeichen und der Höhe der Schilddrüsenhormonkonzentration. Es wird weiterbehandelt, bis die Schilddrüsenhormonwerte im normalen Bereich liegen. Eine thyreostatische Therapie kann auch als sogenannte probatorische Behandlung durchgeführt werden. Dabei möchte der Arzt feststellen, ob Sie auch tatsächlich von einer definitiven Eindämmung der Hormonproduktion profitieren würden – sich also die Symptome bessern. Die thyreostatische Therapie ist, da sie keine Heilung der Autonomie herbeiführt, sondern lediglich eine Dämpfung der Hormonproduktion, nur eine zeitlich befristete Therapieform. Die definitive Behandlung bei der Autonomie ist immer die Radiojodtherapie oder die Operation, denn nur so kann die Ursache der Überfunktion beseitigt werden.

Morbus Basedow

Wird die Schilddrüse durch Antikörper angegriffen, kann es auch zu einer Überfunktion kommen. So z. B. bei Morbus Basedow oder auch im Anfangsstadium der Hashimoto-Thyreoiditis.

Ursache: Antikörper binden an den TSH-Rezeptor

Kurz zur Erinnerung: Der TSH-Rezeptor liegt auf der Oberfläche der Schilddrüsenzellen. Bindet TSH an diesen Rezeptor, dann wird die Schilddrüse dazu angeregt, mehr T3 und T4 zu produzieren und ins Blut abzugeben. Die TSH-Rezeptor-Antikörper wirken ganz genauso wie TSH: Sie passen in den Rezeptor und kurbeln so die Schilddrüsenfunktion an. Der einzige Unterschied: Die TSH-Rezeptor-Antikörper werden nicht von unserem Gehirn (Hypophyse, Hypothalamus) als zentraler Schalt- und Regulationsstelle gesteuert.

Schilddrüsenüberfunktion

Die Schilddrüse wird somit ständig angekurbelt, ohne dass das TSH eine Chance zur Regulation bekommt, da der TSH-Rezeptor-Antikörper den Platz des TSH eingenommen hat. Die Folge ist eine Überfunktion. Diese Schilddrüsenüberfunktion durch Autoantikörper (Morbus Basedow) gleicht in ihren Auswirkungen oft einer Überfunktion aus anderen Ursachen, setzt jedoch akuter ein und ist meist heftiger. Die ständige Einwirkung des »Pseudo-TSH« führt häufig auch zu einem Wachstum der Schilddrüse – also zu einem Kropf (Struma).

Die vermehrte Bildung dieser Autoantikörper ist genetisch bedingt. Das heißt, die Veranlagung dazu ist im Erbgut verankert. Die Erkrankung bricht jedoch nur aus, wenn Erkrankungsauslöser hinzukommen. Auslöser sind in den allermeisten Fällen äußere, als Stress empfundene Einflüsse (z. B. berufliche Belastung, familiäre Belastung, Todesfälle, private Konflikte etc.). Auslösend können aber auch Virusinfektionen, Operationen, schwere Krankheiten und auch (selten) eine Schwangerschaft sein.

Es erkranken überwiegend Frauen an Morbus Basedow. Die TSH-Rezeptor-Antikörper können während einer Schwangerschaft auf das noch ungeborene Kind übertreten und bei dem

❤ Die Schilddrüse produziert bei Morbus Basedow übermäßig viel T3 und T4, da die Antikörper ständig dazu anregen.

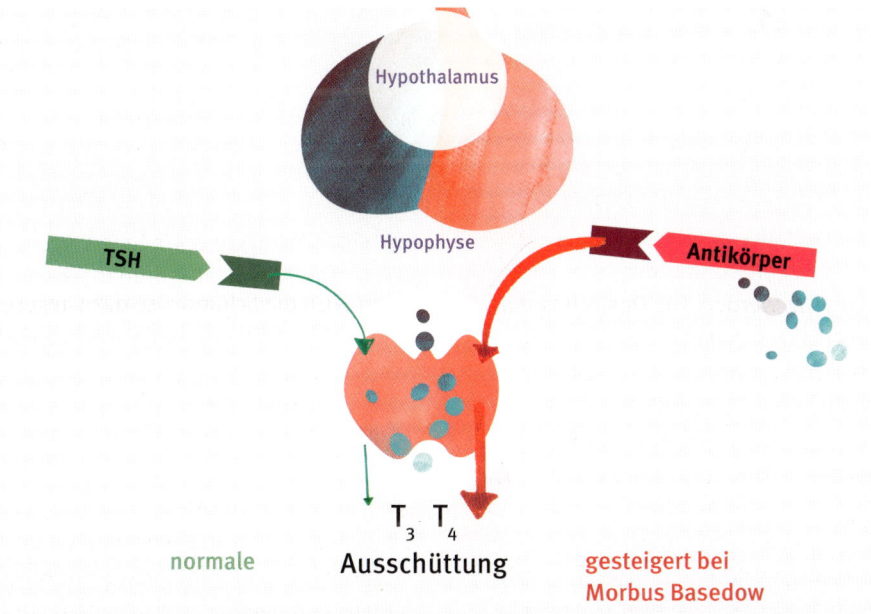

Neugeborenen zu einer Überfunktion führen. Diese ist jedoch meist zeitlich befristet (ca. 3–6 Monate). Mehr erfahren Sie hierzu in Kapitel »Morbus-Basedow in der Schwangerschaft«, Seite 38.

Ein Drittel aller Morbus-Basedow-Fälle tritt vor dem 35. Lebensjahr auf – also in noch sehr jungen Jahren. Die Erkrankungshäufigkeit nimmt mit zunehmendem Lebensalter ab.

Diagnose des Morbus Basedow

Patienten mit Morbus Basedow haben meist deutliche Überfunktionssymptome und stellen sich daher ärztlich vor (Unruhe, vermehrtes Schwitzen, beschleunigter Puls, Bluthochdruck oder Herzrhythmusstörungen). In der klinischen Untersuchung fallen, wenn vorhanden, Augenveränderungen sofort auf, häufig besteht eine tastbare Struma. Die Laboruntersuchungen zeigen typischerweise meist eine sehr deutlich erhöhte fT3- und/oder fT4-Konzentration, TSH ist meistens völlig unterdrückt. Der Beweis für das Vorliegen einer Immunhyperthyreose ist der Nachweis des TSH-Rezeptor-Antikörpers (TRAK). Im Ultraschall zeigt sich eine diffus verminderte Echodichte, im Farbdoppler-Ultraschall eine vermehrte Durchblutung. In der Szintigrafie fällt auf, dass die Jodaufnahme (Technetium-Uptake) meist massiv erhöht ist.

Nahezu alle Erkrankten haben zusätzlich zu den mehr oder weniger stark erhöh-

Wie lässt sich der Morbus Basedow von der Schilddrüsenautonomie abgrenzen?

Schilddrüsenautonomie	Morbus Basedow
Knotenstruma (häufig)	einheitliches Strumagewebe (meist)
schleichender Beginn	plötzlicher Beginn
älterer Patient	jüngerer Patient
größerer Anteil von Männern	sehr geringer Männeranteil
keine Augenveränderungen	evtl. Augensymptome, unterschiedlicher Schweregrad
keine Antikörper	positive Schilddrüsenantikörper: TRAK, TPO-AK, Tg-AK
sonographisch normale Durchblutung	sonographisch vermehrte Durchblutung

ten TSH-Rezeptor-Antikörpern meist deutlich erhöhte TPO- und auch Tg-Antikörper. Sehr selten sind begleitende Weichteil- und Gelenkveränderungen (Unterschenkel, Finger).

Therapie des Morbus Basedow

Thyreostatika. Der Morbus Basedow heilt bei etwa 40 % der Fälle nach einer einjährigen thyreostatischen Behandlung dauerhaft aus. Daher wird meist eine thyreostatische Therapie mit Thiamazol oder Carbimazol (selten auch Propylthiouracil) über mindestens 1 Jahr an den Anfang gestellt. Bei starken Herz-Kreislauf-Problemen (hoher Puls) haben sich als zusätzliche Therapie Betablocker bewährt. Das Behandlungsziel sind die Besserung der Krankheitszeichen und das Verschwinden der Erkrankung. Nach 1 Jahr wird ein Auslassversuch unternommen (das Medikament wird ausgeschlichen und dann abgesetzt). Der Auslassversuch macht allerdings nur dann Sinn, wenn nur noch eine niedrige Dosis des Thyreostatikums notwendig ist und keine klinischen Zeichen der Überfunktion mehr vorhanden sind.

Sind nach 6 Monaten medikamentöser Therapie die TRAK noch sehr hoch, so ist dies ein negativer prognostischer Faktor für die Ausheilung unter Medikamenten (Auslassversuch evtl. nicht möglich bzw. frühe Rezidivierung wahrscheinlicher). Besteht die Überfunktion unter der Thyreostase weiter, auch nach Verlängerung der Therapie auf 18 Monate, muss eine Operation oder Radiojodtherapie durchgeführt werden, da die Chancen auf Heilung bei weiter bestehender thyreostatischer Therapie äußerst gering sind und die thyreostatische Therapie nicht dauerhaft weitergeführt werden soll.

Operation. Bei der Operation wird das überaktive Schilddrüsengewebe möglichst vollständig chirurgisch entfernt, um den weiterhin vorhandenen Antikörpern keine Angriffsmöglichkeiten mehr zu lassen.

Radiojodtherapie. Eine Radiojodtherapie führt ebenfalls zur Zerstörung des krankhaft veränderten Gewebes, der Effekt tritt aber zeitverzögert ein. Sind Augensymptome vorhanden, ist die Radiojodtherapie nicht die erste Wahl, weil sich die Augensymptome unter der Therapie verschlechtern können. Es muss dann eine zusätzliche Cortisontherapie zur Unterdrückung des Immunsystems durchgeführt werden. Auch bei sehr großen Schilddrüsen ist man mit der Radiojodtherapie zurückhaltend.

Welche Kontrollen sind nötig?

Unter Thyreostatika. Nach Beginn der Behandlung sind engmaschige Blutuntersuchungen notwendig (nach 2 Wochen, später alle 4 Wochen). Untersucht werden die Schilddrüsenlaborwerte (TSH, fT4, fT3) sowie die Leberwerte und das Blutbild. Ferner wird die klinische Situation beurteilt (Gewicht, allgemeines Befinden, Größe der Struma, die Herzfrequenz, Augensymptome und der Halsumfang). Auch das Auftreten evtl. Nebenwirkungen muss untersucht und dokumentiert werden (Blutbildveränderungen, Leberwertveränderungen, Auftreten von Hautreaktionen). Wenn nach erfolgreicher thyreostatischer Behandlung (nach 1–1,5 Jahren) die Medikation ausgeschlichen ist, sollten anfangs ebenfalls in vierwöchigen Abständen Laboruntersuchungen stattfinden. Bei stabilem Befund kann die Kontrolle auf drei Monate, später sechs und bei langer Stabilität bis 1 Jahr ausgedehnt werden.

Nach Operation. Nach vier Wochen wird erstmals eine Kontrolluntersuchung durchgeführt. Hierbei werden die Laborwerte getestet und die bereits in der Klinik eingeleitete Therapie mit synthetischem Schilddrüsenhormon evtl. korrigiert. Nach etwa drei Monaten erfolgt dann eine Sonografie und ggf. Szintigrafie, um den Operationserfolg zu dokumentieren. Danach (bei guter Einstellung mit Schilddrüsenhormon) genügen Kontrolluntersuchungen in jährlichen Abständen; dabei werden die Laborwerte kontrolliert sowie eine Sonografie durchgeführt.

Nach Radiojodtherapie. Die erste Untersuchung erfolgt nach vier Wochen. Hier wird geprüft, ob die thyreostatische Therapie noch notwendig ist; eventuell wird die Dosis angepasst. Weitere kurzfristige Laboruntersuchungen erfolgen. Sobald die Laboruntersuchungen eine beginnende Unterfunktion anzeigen, wird mit einer Schilddrüsenhormontherapie individuell dosiert begonnen. Zwölf Wochen nach Radiojodtherapie erfolgt die erste Bildgebung: Sonografie, Szintigrafie, um das Ausmaß des Rückgangs des Schilddrüsenvolumens und der Schilddrüsenfunktion zu dokumentieren. Ist die richtige Schilddrüsenhormoneinstellung gefunden, genügen Nachuntersuchungen in einjährigen Abständen mit Kontrolle der Laborwerte und Sonografie.

Diese Angaben sind nur als Orientierung zu verstehen. Die Nachuntersuchungen sollten Sie unbedingt im eigenen Interesse wahrnehmen, damit eine evtl. erneut entstehende Überfunktion so bald wie möglich erkannt wird und behandelt werden kann. Außerdem muss sichergestellt werden, dass keine Unterfunktion eintritt oder keine Unterdosierung mit Schilddrüsenhormon bestehen bleibt.

Als Begleittherapie kommen Selen, Omega-3-Fettsäuren, Vitamin D und Coenzym Q_{10} auch und besonders beim Rezidiv vor Entscheidung zu einer definitiven Therapie infrage (mehr hierzu erfahren Sie im Kapitel »Aber Schilddrüsenhormon ist nicht alles« (Seite 118)).

Nachuntersuchungen

Nachuntersuchungstermine sollten Sie einhalten, denn gerade innerhalb der ersten zwei Jahre kann es wieder zu Verschlechterungen oder dem Wiederauftreten (Rezidiv) kommen. Die Neigung des Immunsystems zur Produktion der Antikörper kann erhalten bleiben. Besonders in Stresssituationen kann es daher dazu kommen, dass wieder TRAK gebildet werden, die die Schilddrüse wieder angreifen und eine erneute Überfunktion auslösen. Sobald also wieder Symptome auftreten, die für eine Überfunktion sprechen, sollten Sie sich erneut untersuchen lassen und besonders Ihren Arzt auf die zurückliegende Basedow-Erkrankung hinweisen. Anfangs werden sicherlich Kontrollen nach drei Monaten, dann bei stabil euthyreoter Stoffwechsellage alle 6–12 Monate durchgeführt. Auch die Augen sollten weiter unter Kontrolle bleiben unabhängig von der Schilddrüse.

Mögliche Augenveränderungen bei Morbus Basedow

Auch an den Augen können die Antikörper zu entzündlichen Veränderungen führen. Alle Patienten mit Morbus Basedow sollten sich daher von einem Augenarzt untersuchen lassen, auch wenn keine Beschwerden bestehen!

Ursache der Augenveränderungen (endokrine Orbitopathie) sind die Antikörper, die auch zur Entstehung des Morbus Basedow führen. Sie verursachen entzündliche Veränderungen im Bereich der Weichteile des Auges (Bindehaut, Unterhaut des Lides, Fettgewebe, Muskeln, Bindegewebe) mit Fremdkörpergefühl und Veränderung der Sehschärfe. Dadurch kann es zum Hervortreten der Augen (oft als »Glotzaugen« bezeichnet), dem Sehen von Doppelbildern und im Extremfall zur Schädigung des Sehnervs kommen.

Bei der Diagnose und der Behandlung der endokrinen Orbitopathie arbeiten Ärzte verschiedener Fachrichtungen eng zusammen: Augenärzte, Endokrinologen, Radiologe und Strahlentherapeuten. Die Untersuchungen sind teilweise sehr speziell, weshalb ihre ausführliche Darstellung den Rahmen dieses Buches sprengen würde. Um dem Verdacht aufgrund von Beschwerden nachzugehen, lassen sich einfach realisieren:

- Messung der Weite der Lidspalte mit einem Millimetermaß,
- Untersuchung der Augen mit einem Ophthalmometer nach Hertel, das auf den Rand der Augenhöhle aufgesetzt wird und mit dem man dann durch Spiegel das Hervortreten der Augen aus dem knöchernen Schädel in mm messen kann,
- Prüfung der Beweglichkeit der Augen durch Verfolgen eines vor dem Gesichtsfeld bewegten Gegenstandes ohne Kopfbewegung (Doppelbilder in bestimmten Richtungen?).
- Weiterführende Untersuchungen (CT, MRT) sind dann Spezialisten vorbehalten.

Was Sie selbst bei Augenbeschwerden tun können:
Die endokrine Orbitopathie kann zu Augensymptomen führen, die sehr stören, schmerzhaft sein können oder sogar beinahe unerträglich sind. Hier gibt es einige Möglichkeiten, wie man die Symptome etwas lindern kann. Dazu zählen:
- Verzichten Sie unbedingt auf das Rauchen. Es hat sich gezeigt, dass die Symptome durch Rauchen wesentlich verschlechtert werden; versuchen Sie zumindest die Zahl der gerauchten Zigaretten zu reduzieren!

- Tragen Sie getönte Brillengläser oder eine Sonnenbrille – das hilft gegen die Lichtempfindlichkeit. Zusätzlich ist ein seitlicher Windschutz sinnvoll, damit die Augen nicht durch Wind, Zug oder Staub zusätzlich gereizt werden.
- Tagsüber hat sich das Einträufeln von »künstlichen Tränen« (methylzellulosehaltige Augentropfen) oder die Verwendung eines Augengels bewährt.
- Nachts hilft eine Augensalbe gegen Reizerscheinungen.
- Auch sollten Sie Reizungen der Augen durch trockene und heiße Luft (z. B. in der Sauna) vermeiden.
- Oft bringt es Erleichterung, wenn Sie Ihren Kopf zum Schlafen hochlagern.

Fragen Sie am besten einen mit dieser Erkrankung vertrauten Arzt, was für Sie infrage kommt. Er kann Ihnen auch erklären, was Sie wo bekommen und wie Sie es anwenden sollten.

Therapie
Die endokrine Orbitopathie wird je nach Vorliegen bestimmter Zeichen und deren Schweregrad in verschiedene Stufen unterteilt. Während der Behandlung wird dokumentiert, welches Symptom sich wie verändert. Lassen Sie auch selbst Fotos Ihrer Augen machen, um den Verlauf festzuhalten und besser einschätzen zu können.

Die Therapie der endokrinen Orbitopathie richtet sich nach dem Schweregrad und sollte unter spezieller augenärztlicher Kontrolle erfolgen (antientzündliche/schmerzlindernde Therapie, Cortisontherapie, Bestrahlung bis hin zur operativen Entlastung der Augenhöhle).

Natürlich muss die zugrunde liegende Erkrankung (die Überfunktion) behandelt werden. Primär wird als definitive Therapie die operative Sanierung bevorzugt, wenn die medikamentöse Therapie nicht ausreicht oder nicht vertragen wird.
Auf jeden Fall sollte eine Unterfunktion vermieden werden, da es hierbei zu einer deutlichen Verschlechterung der Augensymptome kommen kann. Daher müssen regelmäßige Laborkontrollen unter der blockierenden Therapie durchgeführt werden.

Selen und Antioxidanzien
Ein spezielles Gemisch aus Antioxidanzien und Mineralstoffen inkl. Selen verbessert den Immun- und Enzymstatus und hat einen positiven Einfluss auf die Fähigkeit des Körpers, mit der Entzündung fertig zu werden. Die Reduktion der Entzündungsaktivität ist besonders wichtig. Hier steht die Selentherapie auch schulmedizinisch im Vordergrund. Bei ausgeprägten Symptomen kommen Cortison und neuere Medikamente zum Einsatz. Selten sind frühe operative Maßnahmen notwendig. Neuere Untersuchungen weisen auch darauf hin, dass Coenzym Q10 helfen kann, die TRAK-Antikörper zu senken.

Vermehrte Hormonfreisetzung bei Entzündungen

Im Rahmen einer Hashimoto-Thyreoiditis (Seite 102) oder bei anderen Entzündungen der Schilddrüse (z. B. Thyreoiditis de Quervain, Seite 106) kann es in der Anfangsphase durch den Angriff anderer Antikörper oder Entzündungsmediatoren zur Zerstörung von Schilddrüsenzellen und -follikeln kommen, wodurch vermehrt Schilddrüsenhormon aus der Schilddrüse freigesetzt wird. Die Therapie mit Thyreostatika zeigt in diesen Fällen keine Wirkung, da sie nur die Schilddrüsenhormonproduktion hemmen. Die Überfunktion ist meist nur von kurzer Dauer und selbstlimitierend. Sie wird daher symptomatisch behandelt (Betablocker, seltener wird auch Cortison gegen die Entzündung eingesetzt).

Hohe Joddosierungen

Hohe Joddosierungen können eine Überfunktion auslösen – allerdings nur, wenn bereits eine Disposition (Veranlagung) zur Überfunktion der Schilddrüse (z. B. bei vorbestehender unbekannter Autonomie oder Morbus Basedow) besteht. Ein Zuviel an Jod führt dann zu einer plötzlichen und vermehrten Produktion und Ausschüttung von Schilddrüsenhormonen. Vermutet der Arzt eine jodinduzierte Überfunktion, genügt oft die Anamnese, bei der leicht zu ermitteln ist, welche Substanzen eingenommen wurden. Bestehen Zweifel, kann eine Bestimmung des Urinjodgehaltes Klarheit geben. Hauptursachen sind jodhaltige Röntgenkontrastmittel oder das Präparat Amiodaron (z. B. Cordarex), das gegen Herzrhythmusstörungen eingesetzt wird.

Generell wird von Experten dazu geraten, vor Gabe von jodhaltigen Kontrastmitteln oder bestimmter jodhaltiger Medikamenten immer eine TSH-Bestimmung durchzuführen, um eine versteckte Autonomie oder einen bisher unerkannten Morbus Basedow vorher zu erkennen.

Jodhaltige Röntgenkontrastmittel

Manchmal ist trotz einer bei Ihnen vorliegenden Schilddrüsenüberfunktion die Verabreichung von jodhaltigen Röntgenkontrastmitteln erforderlich – zum Beispiel wenn akute Herzprobleme vorliegen und eine dringende Untersuchung der Herzkranzgefäße durch eine Angiografie nötig ist. Oder wenn nach einem Unfall eine Computertomografie mit jodhaltigen Kontrastmitteln notwendig ist. Dann muss Ihnen der Arzt vor Einnahme des Kontrastmittels Perchlorat (Irenat Tropfen; hemmt die Jodaufnahme) und/ oder Thiamazol geben. Dazu muss er allerdings von Ihrer Überfunktion wissen. Sagen Sie ihm also unbedingt, ob Sie eine Überfunktion hatten oder haben. Er sollte natürlich auch von sich aus danach fragen. Sinnvoll ist die Ausstellung eines sog. Jodpasses vom Arzt, der die Überfunktion feststellt, zur Vorlage bei dem Radiologen.

Amiodaron

Medikamente mit dem Wirkstoff Amiodaron (ein sehr wirksames Mittel zur Behandlung von Herzrhythmusstörungen) können zu besonderen Belastungen für die Schilddrüse bis hin zu einer krisenhaften Überfunktion führen. Amiodaron weist chemisch gesehen große Ähnlichkeiten mit den Schilddrüsenhormonen auf und enthält 37 mg Jod auf 100 mg Substanz. Durch Umwandlung von Amiodaron im Körper kommt es zur Freisetzung von 3 mg freiem Jod pro 100 mg Wirkstoff. Üblicherweise enthalten Medikamente 200 mg Amiodaron – pro Tablette entsteht also eine Belastung mit 6 mg Jod (das ist das 30fache der empfohlenen Tagesdosierung). Außerdem wird die Substanz im Fettgewebe gespeichert, wodurch sie auch nach Absetzen des Medikaments noch über 100 Tage zu einer Überbelastung mit Jod führen kann. Eine Amiodarontherapie kann also eine schwere Überfunktion verursachen. Amiodaron kann aber auch entzündliche Veränderungen in der Schilddrüse auslösen, die zu einer vermehrten Freisetzung von Schilddrüsenhormon führen (wie am Beginn einer Hashimoto-Thyreoiditis). Hier sind die Überfunktionssymptome meist weniger ausgeprägt oder gar nicht vorhanden. Vor Therapie mit Amiodaron ist daher immer ein genauer Check der Schilddrüse unabdingbar!

Thyreotoxische Krise

Die thyreotoxische Krise ist eine potenziell lebensbedrohliche akute Erkrankung. Patienten sollten unverzüglich zur Notfallbehandlung in ein Krankenhaus. Die thyreotoxische Krise ist ein Extremfall einer Überfunktion: Sie ist gekennzeichnet durch eine plötzlich auftretende, enorm hohe Schilddrüsenhormonkonzentration im Blut. Dieser Zustand ist akut lebensbedrohend. Prinzipiell kann es bei beiden Formen der Überfunktion zur Entstehung einer thyreotoxischen Krise kommen (bei Schilddrüsenautonomie und Morbus Basedow). Der häufigste Auslöser dafür ist eine zu hohe Jodbelastung. Die thyreotoxische Krise äußert sich mit folgenden Symptomen:
- sehr schneller Herzschlag (über 150 Schläge pro Minute)
- Herzrhythmusstörungen
- hohe Körpertemperatur
- Durchfall
- Austrocknung
- Zittern
- Unruhe
- Bewusstseinseintrübungen

Besteht auch nur der geringste Verdacht auf eine thyreotoxische Krise, ist eine sofortige Einlieferung in eine Notfallstation erforderlich.

Therapie einer jodinduzierten Schilddrüsenüberfunktion

Wenn es dennoch zu einer jodinduzierten Schilddrüsenüberfunktion kommt, erfolgt eine medikamentöse Therapie (Seite 130) mit Thyreostatika. Bei nicht medikamentös beherrschbaren Verlaufsformen muss unbedingt eine Operation durchgeführt werden – da alle anderen Maßnahmen zu spät greifen. Bei dem chirurgischen Eingriff wird die Schilddrüse möglichst komplett entfernt. Dieser Eingriff muss in einem spezialisierten Zentrum vorgenommen werden, da eine Operation in der Überfunktion vermehrte Risiken birgt.

Zu hohe Schilddrüsenhormondosis

Durch die Einnahme zu hoher Dosen eines Schilddrüsenhormons kann es ebenfalls zu einer Überfunktion kommen (falsch dosierte Therapie mit Schilddrüsenhormonen, die eine echte Überfunktion »nachahmt«). In der Regel ist dies durch eine mangelhafte oder fehlende ärztliche Versorgung erklärbar. Es gibt jedoch Fälle, in denen Patienten eigenständig Schilddrüsenhormon zu hoch dosieren, um leichter Gewicht abzunehmen, was aber nicht immer gelingt (siehe Abschnitt »Schilddrüse und Gewicht«, Seite 42). Es treten also Überfunktionsbeschwerden als Nebenwirkungen einer Schilddrüsenhormontherapie auf, wenn diese nicht richtig dosiert ist.

Schilddrüsenunterfunktion

Die Unterfunktion der Schilddrüse (Hypothyreose) ist deutlich häufiger als die Überfunktion. Dabei werden die Körperzellen nur mangelhaft mit dem Hormon versorgt.

Bei einer Unterfunktion können typische Symptome auftreten. Es sind verschiedene Erkrankungsursachen möglich. Die häufigste Ursache ist die Autoimmunthyreoiditis vom Typ Hashimoto. Nach Operation oder Radiojodtherapie entsteht eine Unterfunktion, wenn die anschließende Schilddrüsenhormontherapie nicht in richtiger Dosierung erfolgt. Unter zu hoch dosierter thyreostatischer Medikation bei Überfunktion kann ebenfalls eine Unterfunktion eintreten.

Autoimmunthyreoiditis (Hashimoto)

Die nach dem japanischen Arzt Hashimoto benannte Autoimmunerkrankung ist mittlerweile bei uns eine relativ häufige Erkrankung. Es sind vor allen Dingen Frauen betroffen. Häufige Zeitpunkte des Beginns der Erkrankung sind Zeiten hormoneller Umstellungen, z. B. Pubertät, nach Schwangerschaften, Menopause.

Es besteht oft eine genetische Veranlagung. Mögliche Erkrankungsauslöser sind Infektionen, andere Krankheiten, äußere Stressfaktoren (psychische und physische). Es gibt zwei Verlaufsformen: Bei Kindern und Jugendlichen kann die sogenannte hypertrophe Verlaufsform (Unterfunktion mit Schilddrüsenvergrößerung) vorkommen. Bei Erwachsenen ist die fortschreitende Zerstörung des Schilddrüsengewebes mit Verkleinerungstendenz typisch.

Ein wichtiger Mechanismus, der zur Erkrankung führt, ist eine Dysbalance zwischen der Bildung von Sauerstoffradikalen bei der normalen Schilddrüsenhormonproduktion und der Neutralisierung

dieser in der Schilddrüse. Fehlen neutralisierende Substanzen und Enzyme (z. B. bei Selenmangel) oder überwiegen die radikalfreisetzenden Prozesse (z. B. bei Überfunktion), entsteht ein Ungleichgewicht und die Radikalbelastung kann zur Schilddrüsenentzündung führen.

Zielscheibe der Autoantikörper

Schilddrüsenperoxidase. Die Schilddrüsenperoxidase (TPO) ist das wichtigste Enzym zum Aufbau der Schilddrüsenhormone. Bildet der Körper Autoantikörper gegen dieses Enzym, führt dies meist zu einer Schilddrüsenunterfunktion. Es kommt zu einer entzündungsähnlichen Veränderung der Schilddrüse (Autoimmunreaktion) – meist mit der Folge einer Verkleinerung. Eine Untersuchung auf TPO-AK kommt also immer dann infrage, wenn der Verdacht auf eine Unterfunktion vorliegt. Die TPO-AK sind fast immer auch bei einer Überfunktion vom Typ Morbus Basedow erhöht.

Thyreoglobulin. Zur Erinnerung: Thyreoglobulin ist das Speichereiweiß für die Schilddrüsenhormone. Antikörper gegen Thyreoglobulin (Tg-AK) können bei Patienten mit einer Autoimmunerkrankung vorliegen. In den meisten Fällen sind dann aber auch die TPO-AK erhöht. Eine isolierte Tg-AK-Erhöhung ist relativ selten, sie sollte jedoch in jedem Fall untersucht werden, wenn eine Unterfunktion vorliegt und die TPO-AK negativ sind. Eine isolierte TG-AK-Erhöhung führt seltener zu einer Unterfunktion.

TSH-Rezeptor. Selten können auch Autoantikörper gegen den TSH-Rezeptor (TRAK) wie bei Morbus Basedow vorhanden sein, die statt zu stimulieren blockierend auf die Schilddrüse wirken. Dadurch kann dann das TSH nicht angreifen und damit die Schilddrüse nicht zur Hormonproduktion anregen. Es kann also auch eine Unterfunktion entstehen.

Wechsel zwischen Über- und Unterfunktion

Autoimmunerkrankungen der Schilddrüse können aber auch ineinander übergehen, je nachdem, welche Antikörper produziert werden. Patienten, die primär einen Morbus Basedow haben, können im weiteren Verlauf bei weiterhin vorhandenen TPO-AK einen eher ver-

> ### Autoimmunerkrankungen
>
> Das Immunsystem ist äußerst effektiv in der Bekämpfung von Krankheitserregern. Manchmal richtet es seine geballte Kraft aber auch gegen den eigenen Körper. Man spricht dann von einer Autoimmunerkrankung. Das Immunsystem ist eigentlich dafür da, Fremdkörper und Eindringlinge wie Bakterien und Viren zu bekämpfen. Es ist unsere Körperpolizei. Manchmal schießt es aber über das Ziel hinaus. Es attackiert dann unsere eigenen Körperzellen mit Antikörpern, die gegen bestimmte Gewebearten gerichtet sind. Diese heißen Autoantikörper. Bei der Schilddrüse können verschiedene Zellbestandteile das Ziel von Autoantikörpern sein:
> - der TSH-Rezeptor (TRAK),
> - das Enzym Schilddrüsenperoxidase (TPO-AK),
> - das Speichereiweiß für die Schilddrüsenhormone (Tg-AK).
> - Darüber hinaus gibt es ganz selten auch Antikörper gegen die Schilddrüsenhormone T3 und T4.

kleinernden Prozess in der Schilddrüse (»Hashimoto«) und dann eine Unterfunktion entwickeln. Patienten mit einem »Hashimoto« können durch TRAK-Bildung eine Basedow-Komponente und damit eine Überfunktion entwickeln (z. B. nach Schwangerschaft). Daran sollte immer bei deutlichen Änderungen der Stoffwechsellage gedacht werden.

Diagnose der Hashimoto-Thyreoiditis

Neben der Anamnese und der klinischen Untersuchung spielt die Labordiagnostik eine bedeutende Rolle. Wenn ein erhöhter TSH-Wert vorliegt, ist es in jedem Fall sinnvoll, die schilddrüsenspezifischen Autoantikörper TPO-AK und Tg-AK zu bestimmen, weil die Hashimoto-Thyreoiditis die häufigste Ursache dafür ist. Bei der Sonografie zeigt sich typischerweise eine vermehrte Durchblutung, eine verkleinerte Schilddrüse und echoarmes Gewebe. Dieser Befund ist aber nicht in allen Fällen vorhanden, es kann auch ein »normales« Echobild bestehen.

Therapie

Je nach Stadium der Autoimmunthyreoiditis kann die Therapie unterschiedlich gestaltet werden. Solange nur Antikörper vorhanden sind, aber eine Euthyreose vorliegt und keine Symptome bestehen, kann zugewartet werden. Sinnvoll ist bei niedrigem Selenspiegel eine Selensubstitution (Seite 121). Bei Entwicklung einer Unterfunktion (Symptome, positiver TRH-Test, latente oder manifeste Hypothyreose) erfolgt die Behandlung der Schilddrüsenunterfunktion über die Gabe von Levothyroxin (Seite 110). Das heißt, die fehlenden Schilddrüsenhormone werden ersetzt. Der Therapieeffekt (Zeichen der Besserung) ist nach etwa 2–3 Wochen zu erwarten. Zu Anfang betrifft das die psychischen Erscheinungen, wie die Müdigkeit, depressive Verstimmung, Antriebsarmut. Häufig bessern sich in kurzem zeitlichem Abstand auch die körperlichen Beschwerden wie vermehrtes Frieren; auch das Gewicht wird in vielen Fällen positiv beeinflusst. Nach Beginn einer Substitutionstherapie mit Schilddrüsenhormonen muss nach etwa 4–6 Wochen eine Blutkontrolle erfolgen, um sicherzustellen, dass der TSH-Wert in die erwünschte Zone des Normbereichs (um ca. 1,0) gesunken ist. Wenn dies nicht der Fall ist, wird die Dosis erhöht und die Blutkontrolle nach 4–6 Wochen wiederholt. Wenn die Einstellung zufriedenstellend ist, reichen weitere Kontrollen in jährlichem Abstand.

Leichte Form der Hashimoto-Thyreoiditis

Manchmal dauert es Jahre, bis eine Unterfunktion tatsächlich auch stärkere Krankheitszeichen hervorruft. In dieser Zeit ist man vielleicht manchmal etwas müder als sonst oder hat leichte Missstimmungen oder friert schnell. Alles Symptome, die man meist nicht einer Unterfunktion zuschreiben würde. Ein sichereres Zeichen sind hingegen die Laborwerte: Der TSH-Wert ist leicht erhöht. Ob diese milde Form behandelt werden soll oder nicht, ist unter Medizinern umstritten – manche raten dazu, ebenfalls mit Levothyroxin zu behandeln, andere halten die Therapie für überflüssig und warten lieber ab, wie sich die Funktion entwickelt. Es hat sich aber gezeigt, dass eine frühe Therapie, am besten in Kombination mit Selen, einen positiven Effekt auf den Krankheitsverlauf hat, da sowohl L-Thyroxin als auch Selen auf den Entzündungsprozess selbst Einfluss nehmen. Die Entlastung der Schilddrüse führt zudem zu reduzierter Eigenproduktion der Schilddrüse und senkt damit auch die oxidativen Prozesse in der Schilddrüse.

Ihr Befinden ist ausschlaggebend für die Dosis

Es sind immer die individuellen Krankheitszeichen ausschlaggebend. Die Laborparameter dienen der Orientierung, ob die Dosis im richtigen Niveau liegt; das ist jedoch kein starres Konzept, sondern die von dem Patienten geschilderten »Befindlichkeiten« unter der jeweiligen Hormondosis gehen mit in die Therapieplanung ein. Man sollte daher immer seinem Arzt berichten, wie es einem geht und ob man sich wohlfühlt.

Begleitende Autoimmunerkrankungen

Bei einer bestehenden Autoimmunthyreoiditis können begleitend auch andere Autoimmunerkrankungen vorkommen.

- Diese können z. B. im Fall eines Diabetes-Typ-I auch vor Manifestation der Autoimmunthyreoiditis schon bestehen (Seite 48).
- Vitiligo ist eine autoimmunbedingte »Weißfleckenkrankheit« mit hauptsächlich kosmetischer Problematik.
- Autoimmunbedingte Magen-Darm-Erkrankungen hingegen können zu erheblichen Befindlichkeitsstörungen führen, insbesondere deshalb, weil dadurch Resorptionsstörungen für Vitamine und andere Mikronährstoffe entstehen können. Ein Vitamin-B_{12}-Mangel bei autoimmunbedingter Gastritis oder Tryptophanmangel bei Darmentzündung kann zu psychischen Problemen führen. Zudem kommen häufig Nahrungsmittelunverträglichkeiten vor (z. B. Glutenunverträglichkeit).
- Auch die Nebennierenfunktion kann beeinträchtigt sein, im Sinne einer Nebennierenschwäche.
- Rheumatische Erkrankungen können auch kombiniert mit Autoimmunthyreoiditis vorkommen.

Wichtig ist, dass man daran denkt und bei bestimmten Beschwerden weiterführende Untersuchungen einleitet (z. B. Magen-Darm-Spiegelung oder Testung weiterer Antikörper).

Weitere Formen einer Thyreoiditis

Unter dem Begriff »Thyreoiditis« versteht man eine Entzündung der Schilddrüse, die neben der autoimmunen Form der Hashimoto-Thyreoiditis auch andere Ursachen haben kann (Post-partum-Thyreoiditis, Seite 40).

Akute Thyreoiditis

Bei einer akuten Thyreoiditis handelt es sich um eine eitrige Entzündung der Schilddrüse, die jedoch nur selten vorkommt. Sie geht einher mit Fieber, Schwellung, Schmerzen und muss antibiotisch behandelt werden. Bei größerer Ansammlung von eitriger Flüssigkeit muss eventuell der Bereich chirurgisch eröffnet und der Eiter entfernt werden. Diagnostisch sieht man im Ultraschall entzündlich verändertes Gewebe (echoarm), durch die Feinnadelpunktion kann man Erreger nachweisen. Im Labor ist die Blutsenkungsgeschwindigkeit erhöht und weitere Entzündungszeichen liegen vor. In der Entzündungsphase sind Schilddrüsenstoffwechselstörungen möglich (Über- oder Unterfunktion), bei richtiger Behandlung heilt die akute Thyreoiditis folgenlos aus.

Subakute Thyreoiditis (Thyreoiditis de Quervain)

Dies ist ebenfalls eine seltene Erkrankung, die sehr plötzlich einsetzt. Man geht davon aus, dass Viren Auslöser sind (gewisse Häufung im Frühling und Herbst). Sie wurde nach ihrem Erstbeschreiber Fritz de Quervain benannt. Die Thyreoiditis de Quervain ist zumeist äußerst schmerzhaft, verbunden mit einem allgemeinen Krankheitsgefühl. Es gibt jedoch bezüglich der Schmerzhaftigkeit verschiedene Ausprägungsgrade. Auch hier sind Frauen wesentlich häufiger betroffen als Männer. Erkrankungsgipfel ist das Alter zwischen 30 und 50 Jahren.

Bei der Diagnosestellung können folgende Untersuchungen erforderlich sein:
- Klinische Symptome: Schmerzempfindlichkeit der Halsregion (unterschiedlich ausgeprägt), Druckempfindlichkeit, allgemeine Abgeschlagenheit, häufig vorausgegangener grippaler Infekt der oberen Atemwege (Nase, Hals).
- Laboruntersuchungen: Blutsenkungsgeschwindigkeit meist stark erhöht, normale Leukozytenwerte, hohes C-reaktives Protein (CRP = Entzündungsmarker) im Blut. Erhöhte Schilddrüsenhormonwerte (durch Zerfall von Schilddrüsenzellen infolge der Entzündung werden zu Beginn vermehrt Schilddrüsenhormone ins Blut ausgeschwemmt). In der Folgezeit können TPO-AK und Tg-AK (Reaktion des Immunsystems) auftauchen, die dann im weiteren Verlauf der Erkrankung zu einer Schrumpfung des Gewebes und zu einer Unterfunktion führen können (Übergang in eine Autoimmunthyreoiditis).

- Ultraschall: Entzündete Bezirke sind echoarm und unscharf begrenzt.
- Szintigrafie: niedrige bis fehlende Aufnahme von Technetium.

Gegen die Viren, die die Erkrankung ausgelöst haben, gibt es keine Medikamente. Es können lediglich die Schmerzen und die Entzündung entsprechend dem Schweregrad der Symptome behandelt werden:
- geringe Beschwerden: Acetylsalicylsäure
- mittelstarke Beschwerden: Diclofenac
- ausgeprägte Beschwerden: Glukokortikoide

Wichtig ist, die Therapie über ca. 6 Monate konsequent durchzuführen, auch wenn die Beschwerden nach kurzer Behandlungsdauer bereits verschwunden sind. Dann erfolgt ein Auslassversuch. Kommen die Beschwerden wieder, wird erneut sechs Monate therapiert. Wenn danach die Symptome erneut wiederkommen, ist eine Operation nötig.

Silent Thyreoiditis

Die Silent-Thyreoiditis ist eine plötzlich einsetzende Überfunktion ohne Schmerzsymptomatik mit sichtbaren entzündlichen Veränderungen der Schilddrüse. Wahrscheinlich ist es eine Form der Hashimoto-Thyreoiditis, die innerhalb von wenigen Monaten von selbst heilt und nicht chronisch wird. Therapiert wird daher lediglich die Überfunktion.

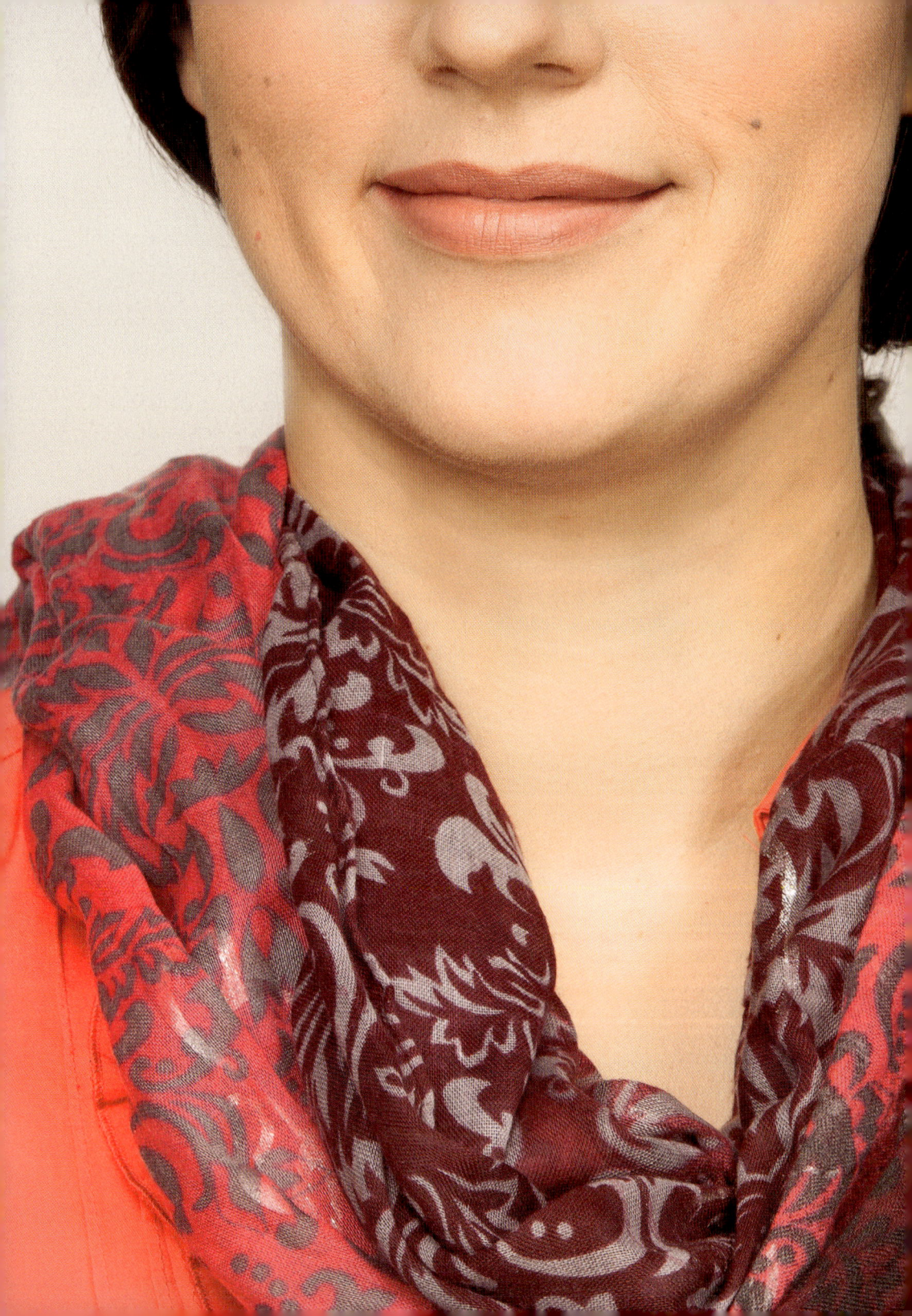

Wie wird behandelt?

Weil die Schilddrüsenfunktion so fein reguliert wird und von vielen Stellschrauben abhängt, erfordert auch die medikamentöse Einstellung oft Fingerspitzengefühl.

Schilddrüsenhormone bei Unterfunktion

Das Prinzip ist relativ einfach: Die fehlenden Schilddrüsenhormone werden in Form von Tabletten oder Tropfen eingenommen. Doch in der Praxis ist oft viel »Feintuning« erforderlich.

Die groben Züge der Behandlung bei Schilddrüsenunterfunktion haben Sie bereits in den vorhergehenden Kapiteln kennengelernt. Nun wollen wir doch noch etwas mehr ins Detail gehen, denn für jeden Patienten muss individuell geschaut werden, welches Präparat und welche Dosierung für ihn die richtige ist. Bei Schilddrüsenhormonen ist es oft sinnvoll, die Dosis nur langsam zu steigern, sie also einzuschleichen. Auch der Einnahmezeitpunkt spielt eine nicht zu unterschätzende Rolle bei der Verträglichkeit. Es gibt viele Möglichkeiten der Therapiegestaltung. Die Einnahme zusätzlicher Mikronährstoffe kann entscheidend zum Therapieerfolg beitragen.

Eine Unterfunktion wird durch die Gabe von Schilddrüsenhormon (Levothyroxin – LT4, evtl. in Kombination mit Liothyronin – T3) ausgeglichen. Es handelt sich um bioidentische Hormone, die synthetisch hergestellt werden, aber identisch zum körpereigenen Hormon sind. Das heißt, weder der Labormediziner noch der Körper kann zwischen zugeführtem Hormon und im Körper produziertem Hormon unterscheiden, da es dasselbe Molekül ist. Bei uns seltener (in den USA häufiger) werden auch noch Schilddrüsenextrakte vom Schwein eingesetzt; das ist zwar natürliches Schilddrüsenhormon, aber der T3-Anteil ist gegenüber dem menschlichen höher.

Wann ist die Unterfunktion behandlungsbedürftig?

Ab wann eine Unterfunktion behandlungsbedürftig ist, entscheidet sich am ehesten anhand der Symptome des Patienten und der Lebensumstände (eher

den Einnahmemodus, das Präparat, die Begleitmedikationen.

Alle vier Punkte sollten bei der Schilddrüsenhormontherapie berücksichtigt werden. Insofern ist die Schilddrüsenhormontherapie doch nicht so einfach, wie es auf den ersten Blick aussieht. Oft können kleine Änderungen schon deutliche Effekte erzielen, sowohl in positiver als auch in negativer Richtung.

Einnahmemodus

Prinzipiell sollten Schilddrüsenhormone, egal um welches Präparat es sich handelt, morgens nüchtern, ½ Stunde vor dem Frühstück mit Wasser eingenommen werden. Es sollten zu der Zeit keine weiteren Medikamente eingenommen werden. Dann wird das Schilddrüsenhormon ungehindert ins Blut aufgenommen (Resorption) und kann die erwünschte Wirkung entfalten.

Nehmen Sie das Präparat dagegen direkt zu oder nach einer Mahlzeit ein oder gemeinsam mit anderen Medikamenten, kann es zu Resorptionsstörungen und damit zu Schwankungen im Stoffwechsel und im Befinden kommen!

Nehmen Sie kalzium- und eisenhaltige Medikamente frühestens drei Stunden nach dem Schilddrüsenhormon ein. Auch Medikamente, die das Magenmilieu verändern (Säureblocker wie Pantozol),

bei Kinderwunsch und Schwangerschaft). Eine latente Hypothyreose (nur TSH erhöht, aber die freien Schilddrüsenwerte normal) wird manchmal auch als subklinische Hypothyreose bezeichnet – eine schlechte Begriffswahl, denn es können in dieser Phase der Unterfunktion sehr wohl schon Symptome vorhanden sein. Viele Patienten profitieren von einer frühen Therapie nicht zuletzt deswegen, weil einer manifesten Hypothyreose vorgebeugt wird, sondern auch, weil eine latente Hypothyreose durchaus z. B. das Herz-Kreislauf-Risiko erhöht (z. B. durch Cholesterinerhöhung). Manchmal kann auch ein Therapieversuch mit niedrig dosiertem Schilddrüsenhormon für 3–6 Monate erfolgen, um zu sehen, ob sich Beschwerden bessern.

Darauf kommt es an bei der Schilddrüsenhormontherapie: die Dosierung,

sollten so weit wie möglich zeitversetzt eingenommen werden, also z. B. abends.

Es ist aber auch möglich, die Einnahme des Schilddrüsenhormons auf abends (½ Stunde vor dem Abendbrot oder vor dem Schlafengehen mit zwei Stunden Abstand zur letzten Nahrungsaufnahme) zu verlegen, wenn andere Medikamente unbedingt morgens eingenommen werden sollen oder man das Schilddrüsenhormon abends besser verträgt. Es ist auch möglich, die Schilddrüsenhormondosis über den Tag zu verteilen – je nach Bedürfnissen, Verträglichkeit und Symptomatik. Dann sollte man aber auch immer auf ausreichenden Abstand zu den Mahlzeiten und zur Einnahme anderer Präparate achten. Man kann in Absprache mit dem Arzt vieles ausprobieren. Man muss nicht immer gleich die Dosierung ändern, um das Befinden zu bessern, wenn die Werte in Ordnung sind.

Monika, 45 Jahre

Ich vertrage es abends besser

>> *Ich kam trotz Einnahme meines Schilddrüsenhormons morgens nicht aus dem Bett, wurde überhaupt nicht wach, erst am Mittag ging es dann besser, abends konnte ich nicht einschlafen. Wir haben dann ausprobiert, dass ich das Schilddrüsenhormon abends einnehme (ca. 30 Min. vor dem Abendessen). Erst hatte ich Angst, dass ich dann gar nicht mehr schlafen kann, aber das Gegenteil war der Fall: Ich konnte viel besser schlafen, war morgens fitter und die Schilddrüsenwerte sind super stabil.* ◂

Die richtige Dosierung

Die Dosierung richtet sich immer nach dem individuellen TSH-Zielbereich (je nach Erkrankung und Befinden) und ist abhängig vom individuellen Schilddrüsenhormonbedarf, daher gibt es im Prinzip keine Dosierung z. B. nach Körpergewicht oder Körperoberfläche, wie das bei vielen anderen Medikamenten der Fall ist.

Beginnt man eine Schilddrüsenhormontherapie neu, so sollte immer mit einer geringen Dosierung begonnen und eingeschlichen werden. Bis die Zieldosis erreicht ist, sind so oft mehrere Dosissteigerungen und Laborkontrollen erforderlich. Begonnen wird meist mit 25 µg, selten auch mit 50 µg, 37,5 µg oder nur mit 12,5 µg oder noch weniger, je nach Ausgangsbefunden, Erkrankung und individuellen Faktoren.

> **Schilddrüsenhormongabe nach Krebs**
>
> Patienten nach einer Entfernung der Schilddrüse wegen eines Karzinoms erhielten bisher hohe Schilddrüsenhormondosierungen, um das TSH vollständig zu unterdrücken und damit jeden Wachstumsreiz auf evtl. noch vorhandene Schilddrüsenzellen auszuschalten. Neuerdings wird das nur noch für aggressive Tumoren empfohlen. Bei weniger aggressiven Tumoren wiegen die Nebenwirkungen einer »Überdosierung« des Schilddrüsenhormons schwerer als der Nutzen: vor allem die Nebenwirkungen auf das Herz-Kreislauf-System, die Knochen sowie die Gehirnfunktion (erhöhtes Demenzrisiko und eingeschränkte kognitive Leistungsfähigkeit).

Nach ca. 4–8 Wochen sollten dann überprüft werden, welchen Effekt die Anfangsdosierung auf die Laborwerte hat, und es sollte auch die Änderung Ihres Befindens besprochen werden. Häufig wird die Laborkontrolle erst viel später gemacht, dann vergeht wertvolle Zeit, bis eine optimale Dosierung gefunden und Beschwerdefreiheit erreicht wird. Die Erfahrung zeigt, dass auch kleine Dosierungen schon deutliche Effekte auf das Befinden und die Laborwerte haben können, aber in anderen Fällen ändert sich mit kleiner Anfangsdosis noch gar nichts. Das heißt dann aber nicht, dass die Schilddrüsenhormontherapie nicht wirkt, sondern dass die Dosierung gesteigert werden muss, weil die Schilddrüse ihre starke Eigenaktivität etwas reduziert, weil ihr ja »geholfen« wird. Das ist zum Beispiel ein wichtiges Therapieziel bei Autoimmunthyreoiditis, denn dadurch wird der Entzündungsprozess eingedämmt, denn reduzierte Eigenaktivität der Schilddrüse bedeutet auch weniger Sauerstoffradikalbildung.

Auch hier werden wieder die Unterschiede im Ansprechen auf eine Schilddrüsenhormontherapie deutlich, die man nicht vorhersagen kann.

Die Schilddrüsenhormonpräparate gibt es handelsüblich in einer Dosierung von 25, 50, 75, 100, 125, 150, 175, 200 µg. Alle Tabletten sind teilbar, sodass auch andere Dosierungen wählbar sind (z. B. 37,5 µg bei ½ Tablette zu 75 µg). Manche Firmen bieten auch Zwischendosierungen an (88, 112, 137 µg). Wenn also 75 µg zu wenig, aber 100 µg zu viel sind, kann die 88 µg Dosierung gewählt werden. Zusätzlich kann man Feindosierungen auch mit L-Thyroxin-Tropfen erreichen (1 Tropfen enthält 5 µg T4).

Christine, 42 Jahre
Heranschleichen an die Zieldosis

❯❯ *Bei mir gab es Probleme, die richtige Dosierung zu finden, 75 war zu wenig, 100 habe ich nicht vertragen, 75 und 100 im Wechsel waren zu wenig. Wir haben die Lösung dann gefunden, indem ich L-Thyroxin 75 täglich genommen habe und wir L-Thyroxin in Tropenform dazudosiert haben, erst 2, dann 3, dann auch mal 2 bzw. 3 im täglichen Wechsel, dann 3 und 4 im Wechsel, dann täglich 4. Damit ging es dann eine ganze Weile gut. Heute kann ich täglich L-Thyroxin 100 ohne Probleme einnehmen, das hätte ich aber ohne das »Heranschleichen« nicht geschafft.* ❮

Beim gleichen Präparat bleiben

Aber Achtung: Wenn damit dann ein Präparatewechsel (Wechsel der herstellenden Firma) verbunden ist (z.B. von L-Thyroxin 75 bzw. 100 von Henning auf Euthyrox 88), kann es durchaus sein, dass das Problem damit nicht gelöst ist. Denn es gibt deutliche Unterschiede zwischen den einzelnen Präparaten, auch wenn die gleiche Wirkstoffdosis enthalten ist. Immer wieder wird davor gewarnt, solche Präparatewechsel ohne entsprechende Laborkontrollen vorzunehmen. Die einzelnen Präparate unterscheiden sich z.T. erheblich hinsichtlich Verträglichkeit, Bioverfügbarkeit und damit Wirksamkeit (hauptsächlich in ihrer Resorption durch unterschiedliche Hilfsstoffe und Herstellung) – im Extremfall bis zu 55%! In einer amerikanischen Untersuchung wurden 27,3% schwere Nebenwirkungen durch den Austausch von Originalpräparaten durch ein Generikum in gleicher Dosierung Levothyroxin beobachtet (Stoffwechselentgleisungen von hypo- bis hyperthyreot). Besonders schwerwiegende Folgen hat das z.B. bei einem Patienten ohne Schilddrüse nach Operation eines Karzinoms, bei dem eine Unterfunktion zu Rezidiven führen kann, oder bei einem Patienten mit vorgeschädigtem Herzen, bei dem eine Überfunktion zu lebensbedrohlichen Herzrhythmusstörungen führen kann.

»Aut idem« auf dem Rezept ankreuzen lassen

Damit Sie nach erfolgreicher Einstellung auch immer das gleiche Präparat erhalten, ist es wichtig, dass der Arzt auf dem Rezept »Aut idem« ankreuzt. Dann muss die Apotheke Ihnen genau dieses Präparat geben. Fehlt das »Aut idem«-Kreuz, gibt die Apotheke Ihnen ein anderes Präparat mit gleichem Wirkstoff und gleicher Dosierung, falls dies etwas preisgünstiger ist. Es wurde mehrfach in der Fachliteratur darauf hingewiesen, dass das Kreuz bei der Verordnung von Schilddrüsenhormonen sinnvoll ist. Die eventuell etwas geringeren Preise eines anderen Präparats fallen wirtschaftlich nicht so ins Gewicht wie die notwendigen Laborkontrollen nach Präparatewechsel bzw. die notwendigen Korrekturen durch entstandene Probleme.

Aber manchmal kann bei Einstellungsproblemen ein Präparatewechsel gerade sinnvoll sein. Wichtig sind dann aber auf jeden Fall entsprechende Laborkontrollen (nach 4–8 Wochen TSH, am besten auch fT3 und fT4 dazu), um Fehldosierung zu vermeiden.

Kombination aus T4 plus T3

Bei manchen Patienten führt eine Therapie mit nur Levothyroxin (T4) zwar zu »normalen« Schilddrüsenwerten, aber nicht zur Beschwerdefreiheit. Hier muss man natürlich bedenken, dass man ja meist den »individuell-normalen« TSH-Spiegel, der bei Wohlbefinden vorhanden war, nicht kennt. Oft sind kognitive Störungen (Gedächtnis und Konzentration) bzw. depressive Symptome weiterhin vorhanden. Hier können begleitende Mikronährstoffe wichtig werden (mehr erfahren Sie hierzu im Buchteil »Aber Schilddrüsenhormon ist nicht alles«, Seite 118) und eventuell die kombinierte Gabe von T4 und T3 sinnvoll sein.

Manche Patienten profitieren von der T3-Substitution, die ebenso individuell und wegen der stärkeren Wirksamkeit von T3 gegenüber T4 auch besonders vorsichtig gestaltet werden sollte. Man beginnt möglichst mit einer niedrigen Dosierung von z. B. nur 5 µg täglich (¼ Tbl. Thybon), entweder zusätzlich zur L-Thyroxin-Dosis oder man reduziert die L-Thyroxin-Dosis etwas, um eine Überdosierung zu vermeiden. Sinn macht das aber meist erst, wenn schon eine gewisse Dosis Schilddrüsenhormon eingenommen wird (in etwa 50 µg täglich als Grunddosis, da sonst schnell das physiologische Verhältnis von T4 zu T3 durcheinanderkommt und Beschwerden entstehen können). Bei gutem Vertragen kann die T3-Dosierung dann auf 10–20 µg angehoben werden, immer wieder unter Kontrolle von Befinden und Laborwerten und ggf. auch unter Reduktion der vorherigen L-Thyroxin-Dosis.

Die T3-Einnahme erfolgt morgens zusammen mit dem L-Thyroxin, aber auch die Einnahme abends kann in Erwägung gezogen/probiert werden kann, gerade wegen des physiologischen Nachtanstiegs des T3 (wenn nicht durch die Einnahme eine verstärkte Aktivierung abends eintritt und damit Schlafstörungen induziert werden). Wegen der geringeren Halbwertszeit von T3 gegenüber T4 scheint auch eine auf zwei Einzeldosen über den Tag verteilte Einnahme sinnvoll. Wünschenswert wäre eine T3-retard-Tablette, die aber leider nur als Individualrezeptur von Arzneimittelherstellenden Apotheken angefertigt werden kann und nicht wie die üblichen Schilddrüsenpräparate zur Verfügung steht. Allerdings kommt es unter Kombinationstherapie aus T4 und T3 gegenüber einer alleinigen T4-Therapie häufiger zur Erniedrigung des TSH, besonders bei hohen T3-Dosierungen, was mit einem erhöhten Risiko für Herzrhythmusstörungen und auch Osteoporose verbunden sein kann. Manche Patienten brauchen das T3 fürs Gehirn, vertragen es aber mit dem Herzen nicht, dann muss man einen guten Mittelweg finden.

T3-Präparate sind weniger geeignet für Patienten mit Insulinresistenz, Herz-Kreislauf-Erkrankungen und Osteoporose wegen der stärkeren Wirksamkeit gegenüber T4.

Yvonne, 35 Jahre
»Wattegefühl« im Kopf

>> *Trotz guter Schilddrüsenwerte hatte ich immer ein »Wattegefühl« im Kopf, irgendwie das Gefühl, nicht ganz am Leben teilzunehmen, alles ging an mir vorbei, ohne dass ich es richtig wahrnahm. Ich verdrehte Worte und Zahlen, konnte mich schlecht konzentrieren. Wir haben dann eine zusätzliche T3-Einnahme probiert, aber jedes Mal nach der Einnahme bekam ich so starkes Herzklopfen, dass es unangenehm war. Aber ich konnte plötzlich wieder klar denken. Ich habe lange überlegt, was mir lieber ist, Herzklopfen oder dumpfer Kopf. Die Lösung für mich bestand dann aus unglaublichen 2 µg T3 retard je morgens und abends statt ¼ Tbl. Thybon am Morgen zusätzlich zu meinen L-Thyroxin 75. Viele behaupten, das sei doch homöopathisch und ich würde mir das einbilden, aber das ist mir egal. Die höheren Kosten für das T3-Präparat trage ich gern allein, aber so lässt es sich leben.* <<

Fixe T4/T3-Kombinationspräparate

Zur Verfügung stehende Kombinationspräparate wie Prothyrid (100 µg T4, 10 µg T3) und Novothyral 75 (75 µg T4 und 15 µg T3) sowie Novothyral 100 (100 µg T4 und 20 µg T3) lassen sich einsetzen, wenn diese T4- und T3-Dosierungen erforderlich sind, eignen sich aber nicht gut zum Einschleichen der Dosis. Dosisanpassungen z. B. bei Veränderungen des Schilddrüsenhormonbedarfs sind mit diesen Präparaten mit fixer Kombination recht schlecht möglich, da immer beide Schilddrüsenhormone (T4 und T3) auf einmal geändert werden. Ebenso eignen sich die Präparate nicht, wenn eine zumindest teilweise Abendeinnahme gewünscht ist oder T3 über den Tag verteilt werden soll. Eine Kombination mit reinem T4 ist möglich, um dem natürlichen Verhältnis von T4 zu T3 von ca. 10:1 gerecht zu werden.

Kombination von T4 mit Jodid

Diese Präparate werden vor allem bei Knoten und Strumen eingesetzt, um Schilddrüsen- und Knotenwachstum zu verhindern. Hierbei war die Kombination effektiver als die Gabe von Jodid oder L-Thyroxin allein (LISA-Studie). Es gibt auch hier unterschiedliche Präparate mit unterschiedlichen Joddosierungen (z. B. Thyronajod mit 150 µg Jodid, Jodthyrox mit 100 µg oder neu L-Thyroxin plus mit 75 µg Jodid), die je nach Jodbedarf eingesetzt werden können. Mehr hierzu im Kapitel »Jodbestimmung im Urin«, Seite 120.

Andere Hormonpräparate

Schweineschilddrüsenhormone sind natürlich, aber die Relation von T4 zu T3 entspricht im Schweineschilddrüsenextrakt nicht dem des Menschen: Der T3-Anteil ist höher, unterschiedlich je nach Ausgangssubstanz und nicht immer einheitlich. Seitdem T4 und T3 bioidentisch zum im Körper hergestellten Hormon synthetisiert werden können, wurde bei uns die Schilddrüsenhormontherapie weitestgehend durch diese Präparate ersetzt.

Selten ist ein Wechsel auf die Schweineschilddrüsenpräparate aber durchaus einen Versuch wert. Beachten muss man dann, dass sich der fT3-Spiegel gegenüber dem fT4 nicht zu stark erhöht. Gegebenenfalls muss man dann eine Kombination mit reinen T4-Präparaten vornehmen.

Verträglichkeitsprobleme bei der Einnahme von synthetischen T4-Präparaten lassen sich durch die Herstellung von Levothyroxin-in-Ölivenöl-Kapseln (in jeder beliebigen Dosierung möglich) bei Arzneimittel-herstellenden Apotheken lösen. Dadurch werden Füllstoffe der Tabletten nicht mit eingenommen, die meist Ursachen für die Verträglichkeitsprobleme sind.

Aber Schilddrüsenhormon ist nicht alles

Neben der ausreichenden Jodversorgung, die essenziell für die Produktion von Schilddrüsenhormonen ist, spielen auch Selen, Eisen & Co. eine nicht zu unterschätzende Rolle.

Leider wird längst nicht immer daran gedacht, nach Mikronährstoffmängeln zu fahnden, wenn die Schilddrüsenhormontherapie Probleme macht. Doch unsere Erfahrung zeigt, dass die ausreichende Versorgung mit Mikronährstoffen essenziell für die optimale Schilddrüsenfunktion und für das Wohlbefinden des Patienten ist.

Mikronährstoffmängel (Jod, Selen, Eisen, Vitamin D, B-Vitamine) oder auch Ungleichwichte anderer Hormone können eine Schilddrüsenfehlfunktion begünstigen bzw. eine stabile Einstellung mit Schilddrüsenhormonen erschweren oder auch Symptome wie bei einer Schilddrüsenfehlfunktion hervorrufen. Es lohnt sich immer, danach zu suchen, weil der Ausgleich der Mängel meist sehr einfach und effektiv ist und oft eine schnellere und dauerhaftere Besserung der Symptomatik erreicht werden kann als allein durch eine optimale Schilddrüsenhormontherapie. Warum das so ist und wie man das für die Therapie ausnutzen kann, erfahren Sie auf den folgenden Seiten.

Jod ist unabdingbar für die Schilddrüse

Jod ist ein essenzielles Spurenelement für die Schilddrüsenfunktion. Das Schilddrüsenhormon T4 enthält vier Jodatome, davon wird eins (und zwar das an der richtigen Stelle) abgespalten, um das in den Zellen wirksame T3 zu erhalten. Das heißt, ohne Jod kein Schilddrüsenhormon. Jodmangel führt zu Kropf und Knoten, da in der Mangelsituation nicht genügend Schilddrüsenhormon gebildet werden kann und ständig Reize

Bei Jodmangel wird vermehrt T3 (mit einem notwendigen Jodatom weniger) produziert, sodass T3 durchaus auch kompensatorisch hoch vorliegen kann, obwohl die Schilddrüsenhormonproduktion nicht optimal stattfindet.

Jod stimuliert die Schilddrüsenhormonproduktion (erhält der Bäcker eine Lieferung Mehl, macht er gern Brötchen draus). Damit einher gehen aber auch oxidative Prozesse. Somit können entzündliche Prozesse in der Schilddrüse verschlechtert werden. Daher sollte bei Autoimmunthyreoiditis Jod nicht in höherer Konzentration eingesetzt werden (z. B. keine jodhaltigen Medikamente oder Multivitaminpräparate mit Jod). Vermutet wird, dass der Einsatz von L-Thyroxin in Kombination mit Jod bei einer Unterfunktion eine Autoimmunthyreoiditis verschlechtern kann. Aber auch Jodmangel kann zu oxidativem Stress der Schilddrüse führen, sodass auch bei Autoimmunthyreoiditis kein extremer Jodmangel bestehen sollte.

auf die Schilddrüse einwirken, die die Schilddrüsenhormonproduktion stimulieren sollen. Diese Reize führen dann zum Wachstum der Schilddrüse, wobei auch Knoten entstehen können. Dieser Mechanismus ist der Grund, warum Jod erfolgreich zur Bekämpfung von Struma und zur Prophylaxe von Knotenwachstum eingesetzt wird (meist in Kombination mit L-Thyroxin bei der Therapie, Jod allein zur Strumaprophylaxe z. B. in Form von jodiertem Speisesalz). Dies erfolgt, weil Jod die wichtigste Bremse des Schilddrüsenwachstums ist. Das ist auch ein Grund, warum z. B. Japaner wesentlich kleinere Schilddrüsen haben als die Europäer.

Bei gutem Selenspiegel hingegen wird Jod besser vertragen. Gegen die Verwendung von Jodsalz und den gelegentlichen Genuss jodreicher Speisen (Fisch) bestehen auch bei Hashimoto keine Bedenken. Und die in Fisch enthaltenen Omega-3-Fettsäuren wirken sich positiv auf Entzündungsprozesse aus.

Tatjana, 39 Jahre
Mein Hausarzt gab mir Jod, dabei hatte ich Hashimoto!

>> *Bei mir fand man eine Unterfunktion, weil ich immer so müde und depressiv war. Es wurde aber nur eine einfache Laboruntersuchung beim Hausarzt gemacht, TSH war erhöht. Daher hat man mir jahrelang Jod empfohlen, was ich brav genommen habe, aber es besserte sich nichts, weder mein Befinden noch die Laborwerte. Also erhielt ich Thyronajod (Kombination aus dem Schilddrüsenhormon T4 und Jod). Die Beschwerden wurden immer schlimmer, Schwitzen, Wallungen, geschwollene Lider, geschwollener Hals, Druckgefühl im Halsbereich, Gedächtnisstörungen usw. kamen sogar hinzu. Dann kam irgendjemand auf die Idee, mal die Antikörper zu testen und siehe da, es wurde Hashimoto festgestellt. Daraufhin wurde dann von Thyronajod auf L-Thyroxin umgestellt und die Beschwerden besserten sich zunehmend. (Ich bekam dann aber ebenfalls noch Selen, Vitamin D, und auch meine Hormone waren durcheinander, was korrigiert wurde.)*

Wann muss Jod gemieden werden?

Jod sollte auf jeden Fall gemieden werden bei Erkrankungen der Schilddrüse, die mit einer Überfunktion einhergehen (heiße Knoten, Basedow), da Jod dann die Überfunktion verstärken würde. Beachten muss man dies z. B. bei Röntgenkontrastmitteluntersuchungen oder beim Einsatz jodhaltiger Medikamente (z. B. Amiodaron, jodhaltiges Desinfektionsmittel bei Operationen). Im Allgemeinen wissen die Patienten, dass man Fisch und Algenpräparate meiden muss. Viele Patienten wissen aber z. B. nicht, dass auch in Milchprodukten viel Jod enthalten sein kann (Tierfutter wird auch jodiert, Jod geht in die Milch der Kühe über).

Jodbestimmung im Urin

Im Zweifel lässt sich ein Jodmangel oder eine Jodbelastung mit einer einfachen Urinjodbestimmung ermitteln. Überschüssiges Jod wird über die Nieren ausgeschieden, sodass eine normale Urinjodausscheidung für gefüllte Speicher spricht, eine erniedrigte für einen Jodmangel und eine hohe für gefüllte Speicher und eine zu hohe Zufuhr (exzessive Zufuhr).

Wie viel Jod braucht man täglich?

Pro Liter Urin werden bei ausreichender Jodversorgung ca. 100 µg Jod mit ausgeschieden. Im Körper sind geschätzt

Gradeinteilung der Jodversorgung anhand des Jodgehalts im Urin

Urinjod in µg/l	Jodversorgung
< 20	Jodmangel Grad III (schwer)
20–49	Jodmangel Grad II (moderat)
50–99	Jodmangel Grad I (leicht)
100–199	optimal
200–299	mehr als adäquat
300	exzessiv, Risiko für Hyperthyreose, AIT

Personengruppe	Empfohlene tägliche Jodaufnahme in µg
Säuglinge	50–80
Kinder bis 9 Jahre	100–140
Jugendliche und Erwachsene	180–200 (ab 51 Jahre nur 180)
Schwangere	230
Stillende	260

10–20 mg Jod gespeichert, davon 80 % in der Schilddrüse. Damit dieser Jodpool konstant bleibt, muss man täglich ungefähr 100 µg Jod aufnehmen für jeden ausgeschiedenen Liter Urin. Es gibt im Internet viele Einträge zum Jodgehalt verschiedener Lebensmittel und Fischarten für die, die Jod meiden sollen, als auch für die, die sich jodreich ernähren sollen. Durch eine normale Jodprophylaxe über die Ernährung sind Urinjodausscheidungen über 300 µg/l nicht erreichbar, sodass eine normale Ernährung meist auch kein Problem bei Autonomie der Schilddrüse oder bei Autoimmunthyreoiditis darstellt.

Die Schilddrüse braucht auch Selen

Eine Selensubstitution beeinflusst in unseren Breiten, wo die meisten Menschen einen Selenmangel oder zumindest eine suboptimale Selenversorgung haben, Krankheitsverläufe und Heilung bei Schilddrüsenerkrankungen positiv. Denn selenabhängige Enzyme neutralisieren Sauerstoffradikale und reduzieren Entzündungsprozesse. Daher wirkt Selen immunregulatorisch, es hemmt die Substanzen, die die Immunzellen zur Autoantikörperproduktion anregen würden. Allgemein präventiv kann man 50–100 µg Selen täglich einnehmen. Bei Erkrankungen und nachgewiesenem Selenmangl werden höhere Dosierungen in Form von Natriumselenit verordnet (anorganisches Selen).

Ausreichend Selen schützt vor Schilddrüsenerkrankungen

Die Schilddrüse ist durch den Einbau des Selens in antioxidative Enzyme und in

Enzyme, die an der Schilddrüsenhormonsynthese beteiligt sind, ein selenreiches Organ im Körper. Bei der Schilddrüsenhormonproduktion immer Sauerstoffradikale gebildet, die die Schilddrüse potenziell zerstören können. Die Radikale werden durch selenabhängige Enzyme neutralisiert. Bei nicht ausreichender Neutralisierung kann es zu Schilddrüsenentzündungen kommen, die dann eine weitere Zerstörung der Schilddrüsenzellen bewirkt und eine Unterfunktion der Schilddrüse hervorrufen kann. Gleichzeitig kann eine solche Entzündung zu Autoimmunprozessen führen, da durch die Entzündung dem Immunsystem mehr Angriffsmöglichkeiten gegeben werden.

Niedrige Selenspiegel sind auch mit einer höheren Kropfrate assoziiert, wie dies bei Jodmangel bekannt ist. Es gibt offenbar auch einen Zusammenhang zwischen Selenmangel und Strumaentwicklung besonders bei gleichzeitigem Jodmangel. Daher ist eine kombinierte Strumaprophylaxe mit Jod und Selen möglicherweise effektiver. Bei niedrigem Selenspiegel oder Selenmangel wird die Entstehung von Knoten in der Schilddrüse und evtl. auch deren Entartung begünstigt, da im veränderten Gewebe höherer oxidativer Stress besteht.

Selenformen und -dosis
Es gibt organisch gebundenes Selen (Selenmethionin, Selencystein) und anorganisches Natriumselenit. Therapeutisch sollte nur Natriumselenit eingesetzt werden wegen des zielgerichteten schnellen Einbaus in die selenabhängigen Enzyme. Als organisch gebundenes Selen wird es dagegen im allgemeinen Aminosäure-Stoffwechsel umgesetzt und kann dann auch in den Eiweißen akkumulieren bis hin zur Toxizität, da es schlecht wieder ausscheidbar ist. Natriumselenit kann im Gegensatz dazu rasch über Nieren und Lunge wieder ausgeschieden werden und reichert sich nicht ungewünscht im Gewebe an.

Allgemein präventiv kann man 50–100 µg Selenmethionin täglich einnehmen. Das ist aber nicht gleichzusetzten mit dem gezielten therapeutischen Einsatz von Natriumselenit z.B. bei Patienten mit einer Autoimmunthyreoiditis, die eine schlechte Selenversorgung haben (niedrige Selenzufuhr mit der normalen Ernährung, hoher Selenbedarf z.B. bei Autoimmunerkrankungen der Schilddrüse). Natriumselenit wird bei Autoimmunthyreoiditis und Basedow meist in Dosierungen von 100–300 µg täglich (selten höher) eingesetzt.

Selen bei Autoimmunthyreoiditis
Bei vorhandener Autoimmunthyreoiditis mit vermehrten entzündlichen Prozessen in der Schilddrüse oder auch bei Schilddrüsenüberfunktion ist der Selenbedarf erhöht. Durch den Einsatz von Selen bei diesen Erkrankungen können die Antikörper reduziert und das Allgemeinbefinden

der Patienten verbessert werden. Auch die Ultraschallveränderungen, die die Entzündung in der Schilddrüse anzeigen, konnten durch Selen reduziert werden. Dabei war Selen in Form von 200 µg Natriumselenit täglich auch langfristig gut verträglich, die Dosierung sollte sich aber immer am Selenspiegel orientieren (am besten im Vollblut: Ziel 100–140 µg/l). Selen ist bisher der einzige Ansatz zur Therapie der eigentlichen Entzündung in der Schilddrüse. Abhängig vom Selenspiegel im Blut werden täglich 100–300 µg Natriumselenit eingenommen. Bei der Therapie der Autoimmunthyreoiditis scheint eine Kombination aus Schilddrüsenhormon und Selen effektiver als eine reine Schilddrüsenhormontherapie. Es wurde nachgewiesen, dass Selen die Aktivität anderer Entzündungszellen in der Schilddrüse senkt als L-Thyroxin selbst (Selen hat eher Einfluss auf Monozyten, L-Thyroxin auf Lymphozyten).

Therapie mit Selen (bei niedrigen Selenspiegeln) je nach Stadium einer Autoimmunthyreoiditis:
- positive Antikörper aber Normalfunktion bzw. sonografische Hinweise auf eine Autoimmunthyreoiditis (Echoarmut, Inhomogenität, vermehrte Durchblutung): nur Natriumselenit
- Autoimmunthyreoiditis mit Unterfunktion: Schilddrüsenhormon und Natriumselenit
- autoimmune Überfunktion (Morbus Basedow): Natriumselenit und Thyreostatika

In einer kleineren Studie führte die frühe Selengabe (Punkt 1 oben) innerhalb eines Jahres zu einem Anstieg des Selenspiegels, zur Verhinderung eines erhöhten Schilddrüsenhormonbedarfs, zur Reduktion der TPO-Antikörper und das Schilddrüsenvolumen reduzierte sich nicht. Ohne Selengabe hingegen schrumpfte die Schilddrüse und der Schilddrüsenhormonbedarf stieg. Gegen das erhöhte Risiko einer postpartum Thyreoiditis bei Frauen mit Schilddrüsenantikörpern kann Selen auch in der Schwangerschaft eingesetzt werden.

Selen bei Morbus Basedow

Durch den Einsatz von Selen bei Morbus Basedow ist häufiger eine Heilung durch eine medikamentöse Therapie möglich und es wird durch die medikamentöse Therapie schneller eine Normalisierung der Schilddrüsenwerte erreicht. Durch die Schilddrüsenüberfunktion und den höheren Grundumsatz besteht bei Morbus Basedow ein höherer oxidativer Stress und damit eine höhere Belastung mit Sauerstoffradikalen. Der Selenbedarf ist deutlich höher: Dosierungen bis zu 600 µg Selen täglich können nötig sein, um einen guten Selenspiegel aufrechtzuerhalten. Im Allgemeinen reichen aber auch hier ca. 300 µg täglich. Auch der Krankheitsverlauf, die Symptomatik und die Lebensqualität bei einer begleitenden endokrinen Orbitopathie (Augenerkrankung) konnte durch eine Selensubstitution günstig beeinflusst werden. Die

Selenwirkung bezog sich hier am meisten auf eine Reduktion der Weichteilschwellungen (antientzündlicher Effekt).

Die Dejodase funktioniert nur mit Selen

Die Dejodasen, die überall im Körper das meistproduzierte Hormon der Schilddrüse T4 in das wirksame T3 umwandeln, haben ein aktives Zentrum aus Selen und können nur gut wirksam sein bei einer ausreichenden Selenversorgung. Bei einer Thyroxintherapie mit einem reinen T4-Präparat (z. B. L-Thyroxin, Euthyrox) muss ebenfalls in den Zellen die Umwandlung in das wirksame T3 durch die selenabhängigen Dejodasen erfolgen. Daher verbessert eine gute Selenversorgung die Hormonaktivierung des Schilddrüsenhormons aus der Schilddrüse bzw. des extern zugeführten Hormons.

Selen spielt nicht nur im Schilddrüsenstoffwechsel eine wichtige Rolle, sondern auch insgesamt beim Zellschutz, bei der Entzündungshemmung, beim DNA-Schutz, beim Gefäßschutz, da es besonders antioxidativ wirksam ist (nicht selbst, sondern durch Einbau in antioxidativ wirksame Enzyme).

Kann Selen Nebenwirkungen haben?

In der Vergangenheit wurden Studien veröffentlicht, die zu Verunsicherung bei der Selensubstitution geführt haben und gern auch als Argument gegen die Selengabe und die Bezahlung durch die Krankenkassen angeführt werden. Man hat amerikanischen Farmarbeitern mit Hautkrebs 200 µg Selenmethionin gegeben in der Hoffnung, das erneute Auftreten von Hauttumoren zu verhindern. Erreicht hat man ein geringeres Auftreten von anderen Tumoren (Prostata, Darm, Lunge). In einer anderen Studie wollte man testen, inwieweit man durch Selen und Vitamin E Prostatakarzinomen vorbeugen kann. In beiden Studien wurde nebenbei eine erhöhte Diabetes-Rate gefunden. Allerdings waren diese Studien überhaupt nicht dazu geeignet, den Einfluss von Selen auf die Entwicklung von Diabetes zu bewerten. In weiteren Studien waren höhere

> **Kostenübernahme**
>
> Gesetzlich versicherte Patienten müssen die Selenpräparate selbst zahlen. Man sollte günstigste Anbieter wählen und sich ggf. auch höhere Dosierungen auf Privatrezept verordnen lassen (z. B. 300 µg-Tabletten, die man dann nur jeden 2. Tag einnimmt oder teilt). Auch nicht alle privaten Krankenkassen zahlen Selen. Oft muss der Selenmangel vor dem Beginn der Selentherapie laborchemisch nachgewiesen werden und zusätzliche ärztliche Bescheinigungen müssen vorgelegt werden.

Selenspiegel (die aber bei uns mit einer normalen Selentherapie meist nicht erreicht werden) mit einem leicht erhöhten Risiko für Herz-Kreislauf-Erkrankungen assoziiert (höheres Cholesterin, höherer Blutdruck). Zu hohe Selenspiegel können durchaus negative Effekte haben.

Wenn auch nicht alle Studien einen Nutzen der Selentherapie nachweisen konnten, so haben sie doch zumindest aber keine nachteiligen Wirkungen nachgewiesen, wodurch der Einsatz des Selens immer sicherer wird. Es kommt bei den Studien immer auf die Ausgangsversorgung der Studienteilnehmer mit Selen an und auf Begleitmedikationen oder zusätzlich vorliegende Erkrankungen. Aus unserer Sicht im täglichen Umgang mit Selen dosiskontrolliert sehen wir immer wieder die klinisch objektiven und die subjektiven Vorteile der Selenanwendung. Alle kritischen Meldungen zum Selen sollten aber aufmerksam verfolgt und entsprechend ausgewertet werden. – Die Selensubstitution sollte aus unserer Sicht gezielt, indikationsbezogen, bedarfsadaptiert und spiegelkontrolliert in Form von Natriumselenit erfolgen.

Weitere wichtige Mikronährstoffe

Neben Jod und Selen, die unabdingbar für eine funktionierende Schilddrüse sind, gibt es noch weitere Mikronährstoffe, deren Mangel sich auf die Schilddrüsenfunktion auswirkt. Häufig ist es daher sinnvoll, auch die folgenden Parameter überprüfen zu lassen.

Eisen: Lassen Sie Ihren Ferritinwert überprüfen

Eisen ist das quantitativ bedeutendste Spurenelement in unserem Körper. Es ist essenziell für die Funktion aller Zellen (Energiestoffwechsel, Sauerstofftransport). In Europa und Nordamerika haben bis zu 10 % der Frauen im gebärfähigen Alter, aber nur 1–2 % der Männer einen Eisenmangel. Verluste entstehen bei Männern nur durch Abschilferung von Haut und Schleimhaut (ca. 1 mg täglich), bei Frauen zusätzlich durch Regelblutung (umgerechnet insgesamt 2 mg täglich). Pro ml Blut kommt es zu einem Verlust von ca. 0,5 mg Eisen.

Die Eisenresorption im Magen-Darm-Trakt ist nicht sehr effektiv, nur 10 % des Nahrungseisens kommen im Körper an, am besten ist Eisen aus rotem Fleisch resorbierbar. Das heißt rein rechnerisch, dass 10–20 mg Eisen täglich zugeführt werden müssen, das erreichen aber nur ca. 25 % der Frauen im gebärfähigen Alter, erstaunlicherweise aber 90 % der Männer.

Das wichtigste Enzym bei der Schilddrüsenhormonproduktion (die TPO) ist eisenabhängig. Eisenmangel (Ferritin schon < 30 µg/l) führt daher zu einem Abfall von fT3 und fT4 durch eine geringere Schilddrüsenhormonsynthese. Eine

> **Mikronährstoffe gezielt testen lassen**
>
> Es gibt wichtige Mikronährstoffe, wenn diese in ausreichender Menge zur Verfügung stehen, können sie zur Stabilisierung des Befindens beitragen. Fragen Sie danach! Es sei aber gewarnt vor ungezielter Einnahme von Vitamin-Kombinations-Präparaten. Diese sind häufig sehr niedrig dosiert und können zwar die Entstehung von Mängeln verhindern, aber meist nicht bestehende Mängel ausgleichen. Zudem enthalten diese Präparate häufig Jod und auch Eisen, was durchaus nicht für alle Patienten geeignet ist.

Eisengabe wirkt einer Unterfunktion entgegen, weil die TPO-Aktivität gesteigert werden kann, die zentralnervöse Steuerung (TSH, TRH) besser funktioniert und ein höheres Sauerstoffangebot für Schilddrüsenhormonproduktion besteht. Andererseits wirkt sich eine Schilddrüsenhormongabe auch bei Anämie positiv aus (Verbesserung der Eisenresorption durch Regulierung des Magen-pH-Wertes).

Zur Gewährleistung einer einwandfreien Schilddrüsenfunktion muss ein Eisendefizit vermieden werden. Patienten mit Struma, Autoimmunthyreoiditis oder einer Neigung zur Unterfunktion sollten ab einem Ferritin < 30 µg/l (und das liegt noch innerhalb des Normbereiches) zusätzlich Eisen einnehmen. Besonders zu beachten ist dies bei Heranwachsenden, Frauen im gebärfähigen Alter und Schwangeren. Hier macht die Ferritinbestimmung im Rahmen der Schilddrüsendiagnostik auf jeden Fall Sinn.

Vitamin D stabilisiert die Schilddrüsenfunktion

Vitamin D ist eigentlich kein Vitamin, denn es kann im Körper selbst aus Cholesterin hergestellt werden. Die Schilddrüse verfügt über Vitamin-D-Rezeptoren. Vitamin D-Mangel, ein Mangel an Sexualhormon Progesteron und Autoimmunthyreoiditis kommen häufig gemeinsam vor (siehe Abschnitt »Schilddrüse und Sexualhormone«, Seite 30). In der Praxis wird immer wieder beobachtet, dass ein Ausgleich von Progesteron- und Vitamin-D-Mangel nicht nur zu einer Verbesserung der Schilddrüsenstoffwechsellage, sondern auch zu einem Abfall der Antikörper bei Patientinnen mit Hashimoto führt. Vermutet wird hier ein positiv wirkender immunmodulierender Effekt des Vitamin D. Oft brauchen die Patientinnen recht hohe Vitamin-D-Dosierungen, um einen normalen Vitamin D-Spiegel zu erreichen.

Die Praxis zeigt, dass Vitamin D die Schilddrüsenfunktion stabilisieren kann. Bedenkt man, dass eine ausreichende Vitamin-D-Bildung in der Haut in unseren Breitengraden nur im Sommer bei ausreichend Aufenthalt im Freien ohne Sonnenschutz möglich ist, ist eine Substitution gerade bei Patienten mit autoimmunen Schilddrüsenerkrankungen besonders wichtig.

Fehlt Coenzym Q_{10}, mangelt es an Energie

Patienten mit einer Autoimmunthyreoiditis haben offenbar auch sehr häufig einen Coenzym-Q_{10}-Mangel. Möglicherweise ist auch dies ein Grund für die oft beschriebene Energielosigkeit. Denn die Kraftwerke in den Zellen, die Mitochondrien, brauchen Coenzym Q_{10} für die Energieproduktion. Auch antioxidative Prozesse sind energieabhängig. Eine Testung des Coenzym-Q_{10}-Spiegels ist also besonders bei Patienten mit Autoimmunthyreoiditis ggf. sinnvoll und bei Mangel sollte auch Coenzym Q_{10} substituiert werden (100–200 mg täglich).

Vitamin-B_{12}-Mangel bei zusätzlicher Autoimmungastritis

Patienten mit Autoimmunthyreoiditis haben manchmal auch begleitend andere Autoimmunerkrankungen. So kommt z.B. eine begleitende Autoimmungastritis nicht so selten vor. Diese kann im Rahmen einer Magenspiegelung durch Probeentnahme aus der Magenschleimhaut gesichert werden. Im Labor kann man zusätzlich die Parietalzell-Antikörper bestimmen.

Die Autoimmungastritis wird hervorgerufen durch Antikörper gegen bestimmte Zellen in der Magenschleimhaut, die einen Cofaktor für die Vitamin-B_{12}-Resorption produzieren. Bei dieser Erkrankung entsteht mit der Zeit ein Vitamin-B_{12}-Mangel. Ist dieser ausgeprägt, kommt es zu einer bestimmten Art einer Anämie (Blutarmut). In solchen Fällen muss Vitamin B_{12} dann meist über Injektionen zugeführt werden. Bei milderen Fällen ohne Anämie kann es dennoch zu Vitamin-B_{12}-Mangel-Symptomen (Appetitlosigkeit, Schwäche, leichte Ermüdbarkeit, Blässe, Schwindel, Abwehrschwäche, Gedächtnisstörungen, Konzentrationsstörungen, Störung von Entgiftung, der Neurotransmitterbildung (Adrenalin), des Abbaus von Homocystein …) kommen. Manchmal reicht dann die Zufuhr recht hoch dosierter Vitamin-B_{12}-Präparate oral.

Hilfreich ist auch die Untersuchung von Vitamin-B_{12}-abhängigen Laborparametern wie Holo-Transcobalamin, Homocystein und des MCVs (mittleres Volumen der roten Blutkörperchen).

Mangel an Vitamin B_6 und Zink bei Kryptopyrrolurie

Manche Patienten mit einer Schilddrüsenunterfunktion (z.B. bei Hashimoto) haben gleichzeitig eine sog. Kryptopyrrolurie (KPU). Dabei besteht eine Störung der Häm-Synthese (des roten Blutfarbstoffes), es werden Pyrrole gebildet, die dann vermehrt mit dem Urin ausgeschieden werden. Da die Pyrrole Komplexe mit Vitamin B_6 und Zink bilden, werden auch diese beiden Mikronährstoffe vermehrt mit ausgeschieden und es kommt zum Mangel. Auch bei der KPU besteht eine familiäre Häufung und Frauen sind wie bei Hashimoto häufiger betroffen. Symptome sind Blässe besonders im Gesicht, gelbliche Haut, Juckreiz, Augenringe, Haarausfall, überbewegliche Gelenke, Muskelschwäche, Übelkeit, Blähungen, Glutenunverträglichkeit, Neigung zu Unterzuckerungen, Heißhunger, Homocysteinerhöhungen, Zyklusstörungen, Gedächtnis- und Konzentrationsstörungen, reduzierte Traumerinnerung, Depressivität, Angst und Panik, Hyperaktivität (ADS), Infektanfälligkeit, Medikamentenunverträglichkeit. Viele der Symptome lassen sich schlecht von Symptomen der Schilddrüsenfunktionsstörung unterscheiden. Die vielfältigen Beschwerden entstehen durch den Mangel an Vitamin B_6 und Zink (und Mangan), die an vielen Stoffwechselwegen beteiligt sind.

Verbessern sich Symptome unter einer Schilddrüsenhormontherapie kaum bzw. sind immer noch vorhanden, obwohl laborchemisch eigentlich alles wieder in Ordnung ist, sollte an eine KPU gedacht werden und Vitamin-B_6- und Zinkspiegel (im Vollblut) untersucht werden. Auch ein Test auf KPU im Urin ist manchmal sinnvoll. Therapeutisch werden dann die Defizite ausgeglichen.

Sowohl bei Hashimoto als auch bei KPU liegt eine Dysbalance zwischen oxidativen Prozessen mit Radikalbildung und antioxidativen Stoffwechselmöglichkeiten vor. Die zerstörende Radikalbildung überwiegt, wodurch es zu Enzymstörungen und Antikörperbildung kommt. Die chronischen Immunprozesse bei Hashimoto wiederum führen ggf. zu einem Mehrbedarf an Zink und Vitamin B_6, sodass der Mangel dann offenbar wird.

Katrin, 52 Jahre alt
Die Vitamin-B_6-Einnahme war wie eine Offenbarung

>> *Lange fühlte ich mich meinen beruflichen Herausforderungen nicht gewachsen, weil ich mich jeden Tag anders, irgendwie instabil fühlte. Ich habe dann immer nur versucht, an der großen Schraube Schilddrüsenhormoneinstellung zu drehen, mal L-Thyroxin etwas hoch oder runter, dann Thybon in unterschiedlichen Dosierungen dazu. Als wir dann die Mikronährstoffe betrachtet haben, fanden wir einen Coenzym-Q_{10}-Mangel, Vitamin-D-Mangel und Vitamin-B_6-Mangel. Ich war erschrocken,*

weil ich mich doch eigentlich bewusst und gesund ernähre. Als mir erklärt wurde, wie wichtig die B-Vitamine z. B. für die Nervenfunktionen sind, habe ich begonnen, auch diese Stoffe zusätzlich zu nehmen. Insbesondere der Beginn der Vitamin-B_6-Einnahme war wie eine Offenbarung, schon nach einer Woche war ich stabiler, stresstoleranter, meine Konzentration verbesserte sich. Heute übernehme ich die Aufgaben meines ehemaligen Chefs und freue mich auf die neue Herausforderung. Man darf also nicht immer alles nur auf die Schilddrüse schieben.

Omega-3-Fettsäuren wirken antientzündlich

Omega-3 Fettsäuren (z. B. in Form von Leinöl und besonders Fischöl) haben eine Bedeutung in der Schilddrüsentherapie bei autoimmunen Vorgängen durch antientzündliche Effekte. Aus Omega-6-Fettsäuren werden vermehrt Entzündungsmediatoren gebildet, während aus Omega-3-Fettsäuren antientzündliche Substanzen gebildet werden können. Die Aufnahme von Omega-6- und Omega-3-Fettsäuren sollte möglichst in einem Verhältnis von 5:1 erfolgen, viele Menschen verzehren aber einen wesentlich höheren Omega-6-Anteil. Dadurch ist das physiologisches Gleichgewicht von Entzündungsstoffen (die z. B. im Körper bei der Abwehr unbedingt auch gebraucht werden) und antientzündlichen Substanzen gestört. Prozesse wie eine autoimmune Entzündung in der Schilddrüse lassen sich daher durch Omega-3-Fettsäuren positiv beeinflussen. Dabei sollte der Spiegel für EPA und DHA zusammen möglichst über 8 % der gesamten Fettsäuren im Blut betragen (Omega-3-Index). Natürlich sind die protektiven Wirkungen bei Herz-Kreislauf-Erkrankungen (positiver Effekt auf das Fettsäureprofil insgesamt z. B. bei Cholesterinerhöhungen, die ja auch bei einer Unterfunktion vorkommen) ebenso von Bedeutung.

Kalium

Für die Aufnahme des Jods in die Schilddrüsenzellen wird Kalium benötigt. Manche Patienten haben einen Kaliummangel, besonders, wenn sie Diuretika einnehmen.

Therapie der Überfunktion

Die Behandlung der Schilddrüsenüberfunktion hängt von der Ursache ab. Zur Therapie stehen Medikamente, Radiojodtherapie und Operationen zur Verfügung.

Morbus Basedow lässt sich oft durch Medikamente ausheilen, Autonomien können nur durch eine definitive Therapie (Operation oder Radiojodtherapie) beseitigt werden. Bei leichten Formen der Überfunktion reichen gelegentlich auch pflanzliche Präparate aus. Die drei unterschiedlichen Behandlungsverfahren bei einer Überfunktion sind also:
- Behandlung mit Medikamenten, die die Überfunktion bremsen
- Radiojodtherapie, mit der überaktive Schilddrüsenzellen zerstört werden
- Operation, um die Schilddrüse zu verkleinern oder überaktive Bereiche zu entfernen

Bei der Auswahl der geeigneten Therapie werden neben der Ursache für die Unterfunktion auch die Schwere der Erkrankung, das Lebensalter und der Allgemeinzustand der Patienten beachtet.

Medikamentöse Behandlung

Um die Überfunktion der Schilddrüse und damit die Überproduktion von Schilddrüsenhormonen zu bremsen, können sogenannte Thyreostatika eingesetzt werden (Stasis = anhalten, zum Stehen bringen und Thyreoidea = die Schilddrüse). Das Wort »Thyreostase« bedeutet »die Schilddrüse zum Halten bringen«.

Wichtigste allgemeine Maßnahme bei einer Überfunktion ist das Meiden von Jod. Damit sind hohe Joddosierungen in Form von Medikamenten (z. B. Amiodaron), Kontrastmitteln bei Röntgenuntersuchungen und Desinfektionsmittel mit Jod gemeint. Der normale Jodgehalt in der Ernährung ist meist kein Problem, man sollte sicherheitshalber kein Jodsalz verwenden und jodhaltige Fische meiden.

benwirkungsprofil ist der Grund, warum man diese Medikamente nicht dauerhaft einsetzen kann. Leichte Nebenwirkungen müssen nicht unbedingt zum Absetzen der Therapie führen, bei schweren Nebenwirkungen kann ggf. die Substanzklasse der Thyreostatika gewechselt werden. Im Extremfall müsste eine frühe Operation ins Auge gefasst werden.

Bei Morbus Basedow dauert die Therapie mindestens ein Jahr

Nach wenigen Wochen kann unter Thyreostase eine Reduktion der Schilddrüsenhormone nachgewiesen werden, die Beschwerden gehen zurück. Allerdings müssen sich die Patienten mit Autoimmunhyperthyreose (Morbus Basedow) auf eine mindestens einjährige Behandlungsdauer einstellen. Eigentlich sollte maximal eine thyreostatische Therapie über 18 Monate erfolgen, in Ausnahmen verlängert man die Therapie aber auch, z. B. bei Kindern. Dabei werden auch die das Immunsystem selbst beeinflussenden Effekte der Thyreostatika ausgenutzt. Im Prinzip soll das Immunsystem vergessen, die stimulierenden Antikörper gegen die Schilddrüse zu produzieren. Sind nach sechs Monaten Therapie die TRAK – die Antikörper gegen den TSH-Rezeptor – schon deutlich gesunken, besteht eine gute Chance, durch die Medikamente eine Heilung des Morbus Basedow zu erreichen. Ein Auslassversuch der Medikamente nach einem Jahr kann erfolgen, wenn die Dosierung schon reduziert

Welche Thyreostatika gibt es?

Thioharnstoffderivate (Thionamide), wie Carbimazol und Thiamazol, sind die am häufigsten eingesetzten Medikamente bei der Überfunkton. Sie hemmen die Bildung von Schilddrüsenhormon, indem sie das Enzym Schilddrüsenperoxidase (TPO) in seiner Funktion hemmen. Eine andere Substanz (Propylthiouracil) hemmt zusätzlich die Umwandlung von T4 zu T3 in den Zellen. Über die Auswahl der Medikamentengruppe muss der Spezialist im Einzelfall entscheiden.

Bei etwa 15–20 % der Therapien treten als Nebenwirkungen Fieber, Hautrötungen, Juckreiz, Gelenkschmerzen, Übelkeit, Magen-Darm-Beschwerden und Geschmacksverlust auf. In seltenen Fällen (ca. 1 %) können die Medikamente die Leber schädigen oder die Bildung weißer Blutkörperchen beeinflussen. Dieses Ne-

werden konnte und die TRAK nicht mehr oder nur noch gering erhöht sind. Gelegentlich bleiben TRAK erhöht, obwohl eine Tendenz zur Unterfunktion besteht, dann blockieren sie jetzt die Schilddrüse, statt sie zu stimulieren, wodurch eine Absetzen der Medikation auch bei noch erhöhten TRAK möglich ist (ggf. muss dann zum Ausgleich einer Unterfunktion Schilddrüsenhormon gegeben werden).

Autonomie: kurzfristige Beseitigung der Überfunktion

Wenn eine Autonomie Ursache der Überfunktion ist, können die Medikamente nur bei dauerhafter Einnahme die Überfunktion beseitigen. Die medikamentöse Therapie bei der Autonomie erfolgt daher hauptsächlich, um OP-Fähigkeit herzustellen oder vor einer Radiojodtherapie als symptomatische Therapie zur Beschwerdelinderung.

Da die Thyreostatika zu einer Unterfunktion und Volumenzunahme der Schilddrüse führen können, müssen regelmäßige Kontrollen erfolgen (Labor und Ultraschall).

Pflanzliche Schilddrüsenblocker

Pflanzliche Schilddrüsenblocker werden aus einer Pflanze namens Wolfstrappkraut (Lycopus europaeus) hergestellt, die zur Familie der Lippenblütler (Lamiaceae) gehört. Sie kommt in Mittel-, Süd- und Osteuropa vor. Die pharmakologische Wirkung ist ähnlich wie die der chemisch hergestellten Thyreostatika, aber deutlich geringer. Pflanzliche Schilddrüsenblocker können daher bei milden Formen der Schilddrüsenüberfunktion eingesetzt werden. Bei richtiger Dosierung (2–3 Tabletten täglich) haben sie keinerlei Nebenwirkungen und können daher auch längerfristig eingenommen werden.

Zusätzliche Medikamente

Vor allem bei Morbus Basedow hat sich die ergänzende Gabe von Betablockern bewährt, insbesondere um die Herztätigkeit zu normalisieren und die Dauerüberlastung des Herzens abzubauen. Sie wirken also gegen die Symptome der Überfunktion (auch gegen Nervosität und Unruhe), haben aber auch einen Effekt auf die Hemmung der Umwandlung von T4 zu T3.

Radiojodtherapie

Radioaktive Substanzen werden außer zur Diagnostik (Szintigrafie) auch zur Behandlung von Schilddrüsenerkrankungen genutzt (Radiojodtherapie). Und hier ist es das Jod-131, das eingesetzt wird. Wenn eine Medikamentengabe nicht erfolgreich war oder eine Autonomie vorliegt, ist eine Radiojodtherapie neben einer Operation die einzig verbleibende Möglichkeit zur Beseitigung der Ursache der Erkrankung. Die Radiojodtherapie

Achten Sie auf regelmäßige Kontrolluntersuchungen

Während der gesamten thyreostatischen Therapie wird der Gesundheitszustand sehr »engmaschig« kontrolliert (anfangs alle zwei, später etwa alle vier Wochen). Es wird beobachtet,
- ob Nebenwirkungen auftreten (Blutbild- und Leberwertkontrolle, in größeren Abständen auch Ultraschall, um zu sehen, ob die Schilddrüse unter Therapie an Volumen zunimmt),
- ob die Therapie wirkt bzw. ob die Dosis ausreicht oder eventuell schon zu hoch ist (Schilddrüsenwerte im Labor).

Bei jeder Kontrolluntersuchung muss daher entschieden werden, ob eine Anpassung der Medikamentendosis notwendig ist.
Da die Menge des Jods im Körper einen negativen Einfluss auf die Medikamentenwirksamkeit hat, kann es bei unerwartet hohem Thyreostatikabedarf sinnvoll sein, die Ausscheidung von Jod im Urin zu messen. Denken Sie daran, Jod zu meiden.
Bei Basedow-Patienten ist auch die Augenkontrolle wichtig. Eine Unterfunktion durch die Thyreostase kann negative Effekte haben.

erfolgt in Deutschland stationär in dafür ausgerüsteten Kliniken, im europäischen Ausland (z.B. Österreich, Frankreich, Holland) auch ambulant (andere Strahlenschutzgesetze). Sie ist mit einer Strahlenbelastung für die Patienten verbunden, die aus Strahlenschutzgründen in Deutschland eine vorübergehende Isolierung erforderlich macht – zumindest für einige Tage, abhängig von der Schilddrüsengröße und der verabreichten Jod-131-Dosis.

Jod-131 zerstört überaktive Schilddrüsenzellen

Jod-131 setzt zellzerstörende Strahlen – sogenannte Beta-Strahlen – frei, und das auch noch sehr zielgerichtet nur auf die Schilddrüsenzelle. Denn das radioaktive Jod-131 wird genau wie »normales« Jod (Jod-127) von der Schilddrüse aus dem Blut aufgenommen. So gelangt es genau an die Stellen, die behandelt werden sollen. Das heißt, autonome und übermäßig stimulierte Schilddrüsenzellen nehmen viel des radioaktiven Jods auf und sterben gezielt ab. Die Strahlenexposition für andere Körperteile ist somit äußerst gering. Und genau das ist das Ziel bei der Radiojodtherapie. Übrigens: Die Radiojodtherapie wird routinemäßig seit 1946 durchgeführt. Derzeit werden in Deutschland jährlich 60.000 Patienten damit behandelt. Damit liegen über viele Jahrzehnte ausreichende Erfahrungen und Nachuntersuchungen vor. Auch die früher häufiger verbreitete Krebsangst ist völlig unbegründet und die manchmal noch geäußerte Frage: Gibt es nicht eine Altersgrenze?, muss mit Nein beantwortet werden. Seit mehreren Jahrzehnten ist auch in Deutschland eine Altersbegrenzung fallen gelassen worden. Es könnten somit theoretisch auch Kinder damit behandelt werden, was jedoch in der Praxis eher selten ist.

Vor der Radiojodtherapie muss eine höhere Jodzufuhr gemieden werden, da sonst die Aufnahme des radioaktiven Jods in die Schilddrüse reduziert und damit der Erfolg der Therapie verhindert wird. Die Testung der Urinjodausscheidung vor der Radiojodtherapie ist sinnvoll, um eine Jodbelastung auszuschließen.

Durch die Radiojodtherapie kann jedoch eine Unterfunktion der Schilddrüse ausgelöst werden (je nach eingesetzter Dosis also je nach zerstörtem Schilddrüsengewebe). Durch eine individuelle Dosierung des radioaktiven Jods (Radiojodtest s. u.) soll der Schilddrüsenhormonbedarf nach Radiojodtherapie gering gehalten werden (immer abhängig von der zu therapierenden Schilddrüsengrunderkrankung). Weitere Nebenwirkungen können Anschwellen der Schilddrüse (Entzündung) bei Therapie sein (therapierbar mit Eiskrawatte und antientzündlichen Medikamenten) sowie eine vorübergehende Überfunktion durch Zellzerfall.

Kontrollen nach Radiojodtherapie müssen Labor und Ultraschall sowie eine Szintigrafie zur Beurteilung des Therapieerfolges umfassen.

Wann kommt eine Radiojodtherapie infrage?

Diese Therapieform wird immer dann bevorzugt, wenn die Schilddrüse unkontrolliert übermäßig viel Hormon produziert, eine Operation vermieden werden kann und eine thyreostatische Therapie (bei Morbus Basedow) zuvor ohne Erfolg geblieben ist bzw. nicht dauerhaft weitergeführt werden kann (Autonomie). Die Radiojodtherapie ist also angezeigt:

- bei der Schilddrüsenautonomie zur Heilung, wenn sicher ist, dass nicht zusätzlich ein bösartiger Schilddrüsentumor vorliegt,
- bei der Immunhyperthyreose (Morbus Basedow) zur Heilung,
- bei einem Kropf, der nicht operiert werden kann, oder der Patient eine Operation ablehnt (bei ausreichender Radiojodaufnahme im Test) zur Verkleinerung der Schilddrüse,
- wenn nach einer Kropf-OP eine Überfunktion oder ein neuer Kropf auftritt,
- bei Verdacht auf leichte Autonomie (Tendenz zur Überfunktion und Überfunktionsbeschwerden). Hier kann ggf. vorher geprüft werden, ob sich die Beschwerden durch eine zeitlich begrenzte thyreostatische Medikation bessern, dann ist auch ein Erfolg durch die Radiojodtherapie zu erwarten.

Wann darf keine Radiojodtherapie erfolgen?

- Bei einer Schwangeren darf keine Radiojodtherapie durchgeführt werden. In den ersten sechs Monaten nach einer Radiojodtherapie sollte eine Schwangerschaft vermieden werden. Danach ist eine Schwangerschaft bedenkenlos möglich.
- Auch in der Stillzeit ist eine Radiojodtherapie kontraindiziert.

Eher ungeeignet ist sie in folgenden Fällen

- Wenn im Radiojod-Test eine niedrige Jod-131-Aufnahme festgestellt wurde, ist die Radiojodtherapie ebenfalls ungeeignet.
- Die Radiojodtherapie wird nicht durchgeführt, wenn kalte Knoten vorhanden sind, bei welchen man sich nicht sicher ist, dass sie gutartig sind.
- Bei Kindern/Jugendlichen ist sie eher eine Ausnahme.
- Bei sehr großen Strumen oder mechanischen Behinderungen wird sie nicht gern angewendet wegen des möglichen Anschwellens der Schilddrüse unter Therapie.
- Bei vorhandener endokriner Orbitopathie ist sie ggf. unter Cortisonschutz möglich. Vor einer Radiojodtherapie bei Morbus Basedow lassen Sie sich bitte beim Augenarzt untersuchen.

In all diesen Fällen erfolgt die Therapie in der grenzwertigen Überfunktion, um gesunde Schilddrüsenzellen zu schützen.

Außerdem wird die Radiojodtherapie im Anschluss an die Operation eines bösartigen Schilddrüsentumors durchgeführt. Das Radiojod führt zu einem Absterben der eventuell noch verbliebenen Tumorzellen. So wird der Rezidivbildung (also dem erneuten Wachstum eines Tumors) vorgebeugt. Auch Metastasen in anderen Organen können durch Radiojod entdeckt und therapiert werden. Hier erfolgt die Radiojodtherapie bei hohem TSH (in der Unterfunktion oder durch rhTSH stimuliert), um jede noch verbliebene Schilddrüsenzelle zu treffen.

Wie wird die individuelle Dosis ermittelt?

Vor der tatsächlichen Therapie muss natürlich zunächst die richtige Diagnose gestellt werden. Außerdem müssen das Schilddrüsenvolumen und die prozentuale Jodaufnahme – mit einem Radiojodtest mit Jod 131 – gemessen werden; daraus wird die biologische Halbwertzeit des radioaktiven Jods innerhalb der Schilddrüse errechnet. Schließlich wird aus den genannten Parametern – nach einer entsprechenden Formel – eine individuelle Aktivitätsmenge des Jod-131 errechnet.

Nachsorge nach Radiojodtherapie

Die Schilddrüsenwerte sollten kurzfristig überprüft werden (bereits nach 2–4 Wochen), ggf. wird frühzeitig mit einer Schilddrüsenhormonsubstitution begonnen, wobei man sich an den freien Schilddrüsenwerten orientieren muss (der TSH kann durch eine Überfunktion vor der Radiojodtherapie noch unterdrückt sein). Ultraschall- und Szintigrafiekontrollen erfolgen meist nach ca. 3–6 Monaten, um den Erfolg der Radiojodtherapie zu kontrollieren.

Operation

Bei schwerem Krankheitsverlauf oder wenn die anderen Therapien nicht ausreichend waren, ist ein operativer Eingriff notwendig. Je nach Krankheitsbild wird dabei die Schilddrüse teilweise oder vollständig entfernt. Bei einer Teilentfernung bleiben Reste des Drüsengewebes erhalten. Operationen an der Schilddrüse werden in Vollnarkose durchgeführt.

Durch die enge Nachbarschaft zu den Nebenschilddrüsen und den Stimmbandnerven ist die Operation nicht risikolos, aber in Zentren ein Routineeingriff mit viel Erfahrung.

Man versucht immer bei ausgedehnten Operationen zumindest eine der vier Nebenschilddrüsen zu erhalten, ggf. wieder zu implantieren, damit es nicht zu einer Unterversorgung mit Kalzium kommt. Dies kann dennoch für eine gewisse Zeit nach der Operation vorkommen, auch wenn alle Nebenschilddrüsen erhalten sind (die Nebenschilddrüsen müssen wieder gut durchblutet werden und nehmen ihre Funktion dann wieder auf). In dieser Zeit kann das vorübergehende Kalziumdefizit durch Kalzium- und Vitamin-D-Gabe ausgeglichen werden (Ziel-Kalzium im unteren Normbereich ohne Kalziummangelsymptome wie Kribbeln). Aus diesem Grund werden neuerdings auch schonendere Blutstillungsverfahren angewendet, um die Blutversorgung der Nebenschilddrüsen zu erhalten.

Die Funktion des Stimmbandnervs wird während der Operation mittels »Neuromonitorings« kontrolliert. Durch diese Maßnahmen konnten Schilddrüsenzentren die Nebenwirkungsraten der Operationen in den letzten Jahren deutlich senken.

Man ist in den letzten Jahren dazu übergegangen, eher radikaler zu operieren (z. B. einseitige komplette Entfernung der Schilddrüse und auf der Gegenseite Teilentfernung, wenn in beiden Schilddrüsenlappen Veränderungen nachweisbar sind). Man will damit verhindern, dass man ggf. bei einer Zweitoperation nach

Jahren nochmals beide Seiten operieren muss (durch Vernarbungen nach der Erst-OP sind dann die Nebenschilddrüsen und vor allem der Stimmbandnerv wesentlich gefährdeter als bei der Erst-OP).

Aus ästhetischen Gründen (Narbe am Hals) werden minimalinvasive Techniken angewendet, wodurch kleinere Schnitte am Hals möglich sind. Zugangswege von der Achselhöhle (transaxillär) oder der Brustwarze (transmamillär) sind durch den weiten Weg zum OP-Gebiet wesentlich traumatisierender und werden daher äußerst selten angewendet.

Zu postoperativen Kontrollen gehören eine HNO-ärztliche Untersuchung (Funktionsprüfung der Stimmbänder) und Laborkontrollen des Parathormon- und Kalziumspiegels sowie die Überprüfung der Schilddrüsenhormone (wenn nötig auch engmaschig).

Die weiteren Kontrollen umfassen regelmäßige Schilddrüsenüberprüfungen (Laborwerte) und Ultraschallkontrollen. Wenn alles stabil ist, sollten diese Kontrollen ca. einmal im Jahr erfolgen, unter laufender Schilddrüsenhormon- und gegebenenfalls Jodsubstitution.

Ein Blick in die Zukunft: neue Therapieverfahren

Nicht selten liegen gleichzeitig kalte und heiße Knoten vor. Man hat neue Therapieverfahren entwickelt, um auch dann eine Operation zu vermeiden. Auch die Stammzellforschung macht Fortschritte.

Mikrowellenablation (MWA) von Schilddrüsenknoten

Nicht selten kommt es vor, dass bei Schilddrüsenpatienten gleichzeitig »kalte« und »heiße« Knoten vorliegen. Normalerweise würde man hier dem Patienten zur operativen Sanierung der Schilddrüse raten, um auch die kalten Knoten mitzuentfernen. In der Klinik für Nuklearmedizin des Universitätsklinikums Frankfurt wurde jedoch weltweit erstmalig im August 2012 eine Kombination aus Mikrowellen- und Radiojodtherapie zur Behandlung von »heißen« und »kalten« Schilddrüsenknoten eingesetzt. Dabei wird zunächst der kalte Knoten unter lokaler Betäubung durch Mikrowellen, die über eine Sonde durch die Haut direkt in den Knoten geleitet werden, zerstört. Vorher muss eine Bösartigkeit des Knotens szintigrafisch (MIBI-Szintigrafie neben normaler Szintigrafie), mittels Calcitoninbestimmmung und Feinnadelpunktion ausgeschlossen sein. Die kranken Zellen werden durch die Mikrowellen erhitzt und vom Körper abgebaut. Der Schilddrüsenknoten wird in kürzester Zeit kleiner. Mithilfe von Echtzeitbildern aus einem Ultraschallgerät wird der Eingriff jederzeit beobachtet und kontrolliert. Die Dauer der Behandlung beträgt je nach Größe und Zahl der Schilddrüsenknoten 10–15 Minuten. Die Mikrowellentherapie wird in der Regel ambulant durchgeführt. Da der Eingriff mit einer dünnen Nadel erfolgt, ist das kosmetische Resultat hervorragend. Für die anschließende Behandlung des heißen Knotens erfolgt dann eine normale Radiojodtherapie. Die Behandlung ist sehr sicher und nebenwirkungsarm. Bei der Kombinationstherapie ist ein stationärer Aufenthalt von wenigen Tagen

Studien genau geprüft werden. Die von den belgischen Forschern im Labor generierten Zellkugeln sahen nicht nur aus wie Schilddrüsenfollikel. Sie konnten auch von außen durch das die Schilddrüse stimulierende TSH zur Hormonproduktion angestoßen werden. TSH kann daher die Kontrolle der transplantierten Schilddrüsenzellen wie bei den normalen Schilddrüsenzellen übernehmen. So kann eine schädliche Überproduktion von Schilddrüsenhormonen im transplantierten Gewebe vermieden werden.

ausreichend. Radiojodtherapie und die Mikrowellenablation sind nicht operative Verfahren. Ein großer Vorteil ist daher, dass die Risiken einer Operation und der dazugehörigen Narkose komplett entfallen. Dies ist insbesondere für Menschen wichtig, die ein erhöhtes Risiko bei einer Operation haben.

Schilddrüsenzellen aus Stammzellen gewonnen

Forschern aus Belgien und den USA ist es gelungen, aus embryonalen Stammzellen funktionstüchtige Schilddrüsenzellen zu züchten. Die Zellen formierten sich selbstständig zu Schilddrüsengewebe und produzierten im Tierversuch Hormone. Vor einer Anwendung beim Menschen müssten allerdings die Effektivität und die Sicherheit in klinischen

Eventuelle neue medikamentöse Behandlung

Es werden immer neue Medikamente gesucht, um Schilddrüsenfunktionsstörungen ursächlich und immer effektiver zu behandeln. Bei der Unterfunktion könnten TSH-Rezeptor-Aktivatoren (wie das körpereigene TSH) eingesetzt werden. Heute gibt es schon das rh-TSH (Seite 88), welches bei der Nachsorge differenzierter Schilddrüsenkarzinome eingesetzt wird. Damit vermeidet man eine Unterfunktion, die für die Radiojodtherapie und -diagnostik wichtig ist. So müssen die Schilddrüsenhormone nicht mehr abgesetzt werden, die Patienten müssen dadurch keine Unterfunktionssymptome mehr in Kauf nehmen. TSH-Rezeptor-Antagonisten könnten bei Basedow und endokriner Orbithopathie eingesetzt werden, um Angriffspunkte der TRAKs zu blockieren.

Stichwortverzeichnis

A
Adipositas 34, 44
Albumin 15
Amiodaron 92, 99, 100
Angiografie 99
Angst 26
Antikörper 13
– Ungeborenes 39
Antriebsarmut 105
Antriebslosigkeit 24
Appetit 44, 52
Arteriosklerose 55
Arztbesuch 62
Atemnot 54
Augensymptome 95
– Selbsthilfe 97
Augenuntersuchungen 79
Augenveränderungen 94, 97
Aut idem-Kreuz 114
Autoantikörper 70, 93, 104
Autoimmunerkrankung 28, 31, 104
– begleitende 106
Autoimmungastritis 127
Autoimmunthyreoiditis 33, 102
– Coenzym-Q10-Mangel 127
– Diabetes mellitus 48
– Jod 119
– Schwangerschaft 31
– Selen 122
– Therapie 104

B
Betablocker 95, 132
Bewusstseinseintrübungen 100
Bluthochdruck 55
Blutzuckerschwankungen 48, 49

C
Calcitonin 11, 86, 88
– Tumormarker 72
Carbimazol 95, 131
Cholesterin 55
Coenzym Q10 127
Computertomografie 79
Cortisontherapie 98
CT 79

C-Zellen 11, 72
C-Zell-Karzinom 86, 88

D
Dejodase 15, 29, 71
– Selen 124
Dejodaseaktivität 25
Depression 24
Diabetes mellitus 48
Diabetiker 48
– Jodmangel 52
– Schilddrüsenfunktionsstörungen 49
– TSH-Wert 52

E
Eisen 125
Elastografie 66
Energieverbrauch 43
Epithelkörperchen 11
Erkrankung, rheumatische 106
Essgewohnheiten 45
Euthyreose 104

F
Farbdoppplersonografie 66
Feinnadelpunktion 77
– Zyste 86
Ferritinbestimmung 126
Fertilitätsstörungen 31
fT3 15, 70
fT4 15, 70

G
Ganzkörperszintigrafie 88
Gehirn 25
– T3 116
Gelbkörperschwäche 31
Gentest 72
Gewichtabnahme 42
Gewichtsreduktion 45
Gewichtszunahme 34, 43, 45
Glotzaugen 97
Glukoseresorption 51
Glukosestoffwechsel 48
Glutenunverträglichkeit 106
Grenzwerthyperthyreose 39
Grundumsatz 16, 42, 44, 45

H
Hashimoto-Thyreoiditis 99, 102
– Antikörper 70
– Diagnose 104
– leichte 105
– PCO-Syndrom 34
– Therapie 104
HCG 36
Herz 54
– T3 116
Herzinfarktrisiko 55
Herzkatheteruntersuchung 56
Herzrasen 16, 25, 26
Herzrhythmusstörungen 90, 92, 100, 116
Herzuntersuchung 79
Hyperthyreose 51
– Insulinresistenz 51
Hypoglykämie 52
Hypophyse 15, 68, 90
Hypothalamus 15
Hypothyreose 17, 31, 52, 102, 105
– latente 111

I
Immunhyperthyreose 94
– Radiojodtherapie 134
Immunsystem 104, 122, 131
Insulinproduktion 51
Insulinsensitivität 52

J
Jod 118
– Schilddrüsenüberfunktion 130
Jod-123 75
Jod-131 75, 88, 132
Jodausscheidung 71
Jodbedarf 13
– Schwangerschaft 37
Jodbelastung, hohe 100
Jodmangel 82, 84, 91
Jodprophylaxe 121
Jodsubstitution 37
Jod-Uptake 76

Stichwortverzeichnis

K
Kalium 129
Kalzium 59, 136
Kalziumhaushalt 11
Kehlkopf 10
Kernspintomografie 79
Kind
– Gewichtsreduktion 45
– Hashimoto-Thyreoiditis 102
Kinderwunsch, unerfüllter 33
Knochen 59
Knochendichtemessung 79
Knoten 65, 72, 84
– Behandlung 85
– bösartige 86
– heiße 85, 91, 138
   – Jod 120
– Jod 119
– kalte 76, 78, 84, 135, 138
– Kalzifizierung 72
– Malignitätskriterien 66
– Thyronajod 117
Konzentrationsstörungen 24
Körpergewicht 43
Krise, thyreotoxische 100
Kropf 20, 91, 93
– Radiojodtherapie 134
Kryptopyrrolurie 127

L
Leptin 44
Lethargie 24
Levothyroxin 110, 115
Libidoreduktion 30
Liothyronin 110
Low-T3-Syndrom 71
L-Thyroxin 115
– Kombinationspräparat, Jod 117
Luftröhre 10

M
Magen-Darm-Erkrankungen; autoimmunbedingte 106
Menopause 58, 102
Metastasen 87, 88
Metformin 52
MIBI-Szintigramm 77
Mikronährstoffe 118, 126
Mikrowellenablation 138
Morbus Basedow 92
– Antikörper 70

– Augenveränderungen 97
– Betablocker 132
– Diagnose 94
– Jod 120
– Nachuntersuchungen 96
– Radiojodtherapie 134
– Schwangerschaft 38
– Selen 123
– Therapie 94, 131
MRT 79
Müdigkeit 24, 105

N
Natriumselenit 121, 123
Nebenschilddrüsen 10, 11, 136
Novothyral 116

O
Ödem 55
Omega-3 Fettsäuren 129
Omega-3-Fettsäuren 119
Operation 136
– Morbus Basedow 95, 96
Orbitopathie, endokrine 97, 123
Osteoporose 58, 116
Östrogen 31
Östrogenmangel 58

P
Panik 26
Panikattacken 26
Parathormon 11
PCO-Syndrom 34
Pentagastrintest 88
Perchlorat 99
PET 79, 89
Positronenemissionstomografie 79, 89
Post-partum-Thyreoiditis 40
Präparatewechsel 114, 115
Progesteron 31, 33
Progesteronmangel 33
Prolaktin 30, 41
Propycil 38
Propylthiouracil 95, 131
Prothyrid 116
Pubertät 31, 102

R
Radiojodtest 135
Radiojodtherapie 87, 132
– Kontraindikationen 135

– Morbus Basedow 95, 96
– Nachsorge 136
Rauchen 28, 97
rh-TSH 88
Röntgenkontrastmittel 120
– jodhaltige 99
Röntgenuntersuchung 78
rT3 71

S
Sauerstoff 54
Sauerstoffradikale 13, 102, 121, 123
Schilddrüse
– Entfernung 136
– Größe 11, 65
– Lage 10
– Selen 121
– Steuerung 15
– Struktur 65
– vergrößerte 82
– Vergrößerung 20
– verkleinerte 89
Schilddrüsenautonomie 84, 90, 132
– Radiojodtherapie 134
– Therapie 92
Schilddrüsenblocker, pflanzliche 132
Schilddrüsenfollikel 11
Schilddrüsenfunktion 68
– Jod 118
– Vitamin D 126
Schilddrüsenfunktionsstörungen, Sexualhormone 35
Schilddrüsengröße 12
Schilddrüsenhormone 10, 68
– Aufbau 13
– Dosierung 105, 112
– Dosis, hohe 101
– Einnahmemodus 111
– Gewichtsreduktion 45
– Knochen 58
– Resorption 111
– Rezeptor 15
– Schangerschaft 36
– Substitutionstherapie 105
– Ungeborenes 37
– Wirkungen 16
Schilddrüsenhormonkonzentration 90
– hohe 100

Stichwortverzeichnis

Schilddrüsenhormonpräparate 113
Schilddrüsenhormonproduktion 30, 102, 119
– autonome 90
– Eisen 125
– Jod 82, 119
– reduzierte 92, 99
– Schilddrüsenautonomie 84
– Steigerung 44
– Stimulation 91
– Temperaturoptimum 33
Schilddrüsenhormontherapie 111
– TSH-Wert 43
Schilddrüsenkarzinom, medulläres 72
Schilddrüsenknoten 65, 84, 138
Schilddrüsenlappen 65
Schilddrüsenperoxidase 13, 131
– Antikörper 70, 103
Schilddrüsenstoffwechsel 33, 48
Schilddrüsenszintigrafie 74
Schilddrüsentumor 86
– Behandlung 87
– Radiojodtherapie 135
Schilddrüsentumormarker 72
Schilddrüsenüberfunktion 16
– Behandlung, medikamentöse 130
– Diabetiker 51
– Herz 56
– Jod 120
– Joddosierung, hohe 99
– jodinduzierte 101
– Morbus Basedow 93
– Operation 136
– Radiojodtherapie 134
– Schwangerschaft 38
– Selen 122
– Symptome 17, 18
Schilddrüsenunterfunktion 102
– angeborene 12
– Behandlung 110
– Behandlungsbedürftigkeit 110
– Gewichtszunahme 42
– Herz 54
– Schwangerschaft 37
– Symptome 17, 18
– TPO-AK 103
– Unterzuckerung 51

Schilddrüsenuntersuchung 63
Schilddrüsenvolumen 65
Schilddrüsenzellen 10
– autonome 90
Schwangerschaft 31, 32, 102
– Diabetikerin 48
– Morbus Basedow 38
– Schilddrüsenhormone 36
– Thyreostatika 38
– Thyroxinbedarf 41
– TSH-Wert 36
Schwangerschaftshormon 36
Schweineschilddrüsenhormon 117
Schwitzen 94
Selenmangel 103, 122
Selensubstitution 104, 121
Selentherapie 98, 124
Sexualhormone 30, 31, 33
– Schilddrüsenfunktionsstörungen 35
Sonografie 63
– Knoten 84
Speichereiweiß 11, 103
Stammzellen 139
Stillzeit 30, 39, 41
Stimmbandnerv 10, 136
Stoffwechsel 16
Stress 28, 93
Struma 12, 20, 82, 93
– Thyronajod 117
Symptome
– depressive 25
– psychische 24
Szintigrafie 74, 76
– Schilddrüsenautonomie 91
Szintigramm 76

T

T3 13, 115
– Wirkung, duale 45
T3-Dosierung 115
T3-Gabe 25, 46
T3-retard-Tablette 116
T3-Substitution 115
T3/T4-Kombinationspräparate 116
T4 13, 115
TBG 13
Technetium-99m 75
Tetrajodthyronin 13
Tg-AK 71, 94, 103

Thiamazol 39, 95, 99, 131
Thybon 115
Thyreoglobulin 10, 11
– Antikörper 71, 103
– Tumormarker 72, 87
Thyreoiditis
– akute 106
Thyreostatika 92, 95, 130, 131
– Nebenwirkungen 131
– Schwangerschaft 38
Thyreotropin 15
Thyreotropin-Releasing-Hormon 15
Thyreozyten 10, 87
Thyroxin 13
Thyroxin-bindendes-Globulin 13
TPO 13, 131
TPO-AK 70, 94, 103
TRAK 70, 94, 95, 103, 131
Transporteiweiß 13
Transthyretin 15
TRH 15, 30, 44
TRH-Test 69
Trijodthyronin 13
TSH 15, 30, 31
– Gewicht 43
– Jodmangel 82
– Knochen 58
– Schwangerschaft 36
TSH-Rezeptor 84, 90, 92
– Antikörper 70, 92, 94, 103, 131
TSH-Wert 68
– Adipositas 44
– Diabetiker 52
– individueller 43
– Metformin 53
TTR 15
Tumor 87
Tumormarker 11, 72, 86, 88
Tyrosin 13

U

Übergewicht 44
Ultraschalluntersuchung 63
Unruhe 26, 94, 100
Uptake 91
Uptake-Wert 75
Urinjodbestimmung 120
Urinjoduntersuchung 71

V
Vasopressin 55
Verstimmung, depressive 105
Vitamin B6 128
Vitamin-B12 127
Vitamin D 59, 126
Vitamin-D-Mangel 33
Vitilgo 106

W
Wassereinlagerung 55
Wechseljahre 26, 31, 33
– Diabetikerin 49
Winterdepression 29
Wohlfühl-TSH 69
Wolfstrappkraut 132

Z
Zink 128
Zittern 100
Zyklusschwankungen 30
Zyklus, weiblicher 30
Zyste 63, 72, 77, 84, 85
– Feinnadelpunktion 86

Liebe Leserin, lieber Leser,

hat Ihnen dieses Buch weitergeholfen? Für Anregungen, Kritik, aber auch für Lob sind wir offen. So können wir in Zukunft noch besser auf Ihre Wünsche eingehen. Schreiben Sie uns, denn Ihre Meinung zählt!

Ihr TRIAS Verlag

E-Mail Leserservice
kundenservice@trias-verlag.de

Lektorat TRIAS Verlag
Postfach 30 05 04
70445 Stuttgart
Fax: 0711 89 31-748

Impressum

Bibliografische Information der Deutschen Nationalbibliothek
Die Deutsche Nationalbibliothek verzeichnet diese Publikation in der Deutschen Nationalbibliografie; detaillierte bibliografische Daten sind im Internet über http://dnb.d-nb.de abrufbar.

Programmplanung: Simone Claß

Redaktion: Anne Bleick
Bildredaktion: Christoph Frick

Umschlaggestaltung und Layout:
CYCLUS Visuelle Kommunikation, Stuttgart

Bildnachweis:
Umschlagfoto vorn: F1 online
Fotos im Innenteil: Holger Münch, Stuttgart
Die abgebildeten Personen haben in keiner Weise etwas mit der Krankheit zu tun.

Zeichnungen: Anchin & Mabel, Stuttgart, S. 12: aus Schünke M., Schulte F., Schumacher U. Promethens, LernAtlas der Anatomie. Allgemeine Anatomie und Bewegungssystem. Illustrationen von M. Voll und K. Wesker. 3. Aufl. Stuttgart: Thieme, 2009

2. vollständig überarbeitete Auflage 2015

© 2008, 2015 TRIAS Verlag in MVS
Medizinverlage Stuttgart GmbH & Co. KG
Oswald-Hesse-Straße 50, 70469 Stuttgart

Printed in Germany

Satz und Repro: Fotosatz Buck, Kumhausen
Gesetzt in: Adobe InDesign CS6
Druck: AZ Druck und Datentechnik GmbH, Kempten

Gedruckt auf chlorfrei gebleichtem Papier

ISBN 978-3-8304-6933-9

Auch erhältlich als E-Book:
eISBN (PDF)   978-3-8304-6934-6
eISBN (ePub)   978-3-8304-6935-3

Wichtiger Hinweis: Wie jede Wissenschaft ist die Medizin ständigen Entwicklungen unterworfen. Forschung und klinische Erfahrung erweitern unsere Erkenntnisse. Ganz besonders gilt das für die Behandlung und die medikamentöse Therapie. Bei allen in diesem Werk erwähnten Dosierungen oder Applikationen, bei Rezepten und Übungsanleitungen, bei Empfehlungen und Tipps dürfen Sie darauf vertrauen: Autoren, Herausgeber und Verlag haben große Sorgfalt darauf verwandt, dass diese Angaben dem Wissensstand bei Fertigstellung des Werkes entsprechen. Rezepte werden gekocht und ausprobiert. Übungen und Übungsreihen haben sich in der Praxis erfolgreich bewährt.

Eine Garantie kann jedoch nicht übernommen werden. Eine Haftung des Autors, des Verlags oder seiner Beauftragten für Personen-, Sach- oder Vermögensschäden ist ausgeschlossen.

Geschützte Warennamen (Warenzeichen) werden nicht besonders kenntlich gemacht. Aus dem Fehlen eines solchen Hinweises kann also nicht geschlossen werden, dass es sich um einen freien Warennamen handelt.

Das Werk, einschließlich aller seiner Teile, ist urheberrechtlich geschützt. Jede Verwertung außerhalb der engen Grenzen des Urheberrechtsgesetzes ist ohne Zustimmung des Verlags unzulässig und strafbar. Das gilt insbesondere für Vervielfältigungen, Übersetzungen, Mikroverfilmungen und die Einspeicherung und Verarbeitung in elektronischen Systemen.

1 2 3 4 5 6